Kontaktadresse nach EU-Produktsicherheitsverordnung:
produktsicherheit@droemer-knaur.de

KNAUR

Von Thomas Schäfer sind bei Knaur außerdem erschienen:

Was die Seele krank macht und was sie heilt
Wenn Dornröschen nicht mehr aufwacht
Wie aus Leiden wieder Liebe wird
Wie der Tod dem Leben dient
Wie aus Beruf Berufung wird
Wenn der Körper Signale gibt

Über den Autor:
Thomas Schäfer, geb. 1960, arbeitet seit vielen Jahren als Heilpraktiker mit dem Schwerpunkt Psychotherapie und Familienaufstellungen. Alle seine Bücher sind bei MensSana erschienen.

Bei Fragen wenden Sie sich bitte an:
Thomas Schäfer
Burgweg 27
78333 Stockach-Wahlwies
Tel.: 07771 919405, Fax: 07771 919406
www.FamilienaufstellungenThoSchaefer.de
E-Mail: tho.schaefer@t-online.de

Allgemeine Information (Therapeutenliste u. a.):
DGfS Deutsche Gesellschaft für Systemaufstellungen
www.familienaufstellung.org

THOMAS SCHÄFER

Wie die Seele uns durchs Leben führt

Die Essenz des Familien-Stellens

KNAUR

Besuchen Sie uns im Internet: www.droemer-knaur.de
Alle Titel aus dem Bereich MensSana finden Sie im Internet unter
www.mens-sana.de

Originalausgabe August 2011

Ein Imprint der Verlagsgruppe
Droemer Knaur GmbH & Co. KG, München

Redaktion: Ralf Lay
Umschlaggestaltung: ZERO Werbeagentur, München
Umschlagabbildung: plainpicture / Harald Braun
Satz: Adobe InDesign im Verlag
Printed in Germany
ISBN 978-3-426-87535-3

3 5 6 4

INHALT

Die Ewigkeit

Sie sagen, daß wir uns im Tode nicht vermissen
Und nicht begehren. Daß wir, hingegeben
Der Ewigkeit, mit anderen Sinnen leben
Und also nicht mehr voneinander wissen.

Und Lust und Angst und Sehnsucht nicht verstehen,
Die zwischen uns ein Leben lang gebrannt,
Und so wie Fremde uns vorübergehen,
Gleichgültig Aug dem Auge, Hand der Hand.

Wie rührt mich schon das kleine Licht der Sphären,
Die wir ermessen können, eisig an,
Und treibt mich dir ans Herz in wilder Klage.

O halt uns Welt im süßen Licht der Tage,
Und laß solang ein Leben währen kann
Die Liebe währen.[1]

MARIE LUISE KASCHNITZ

DANK

Dieses Buch ist in Dankbarkeit allen Frauen, Männern und Kindern gewidmet, die mir ihr Vertrauen schenkten und meinen Rat in Anspruch nahmen. Zu ihrem Schutz wurden Namen, Orte und unwesentliche Einzelheiten im Text verändert.

Mein besonderer Dank gilt Norbert Linz, der im persönlichen Austausch die Saat zu diesem Buch in mir legte.

Auch meinem Freund und Kollegen Wolfgang Kasper danke ich für die kritische Durchsicht des Manuskripts.

VORWORT

Wohin können wir gelangen, wenn wir den Weg durchs Leben ohne die Seele gehen? Können wir auch nur in einem einzigen Lebensbereich tiefe Erfüllung finden?

Nie hatte ich geplant, ein Buch wie dieses zu schreiben. Doch es hatte mich nachdenklich gemacht, dass mir mehrere Klienten zum selben Zeitpunkt Briefe oder E-Mails schickten, um mir zu berichten, wie das Leben fünf oder sieben Jahre nach einer Aufstellung für sie weitergegangen war.

Beim Lesen dieser Rückmeldungen kann jedermann deutlich werden, dass es beim Familien-Stellen letztlich nicht um das geistige Verständnis gewisser Familienzusammenhänge geht. Im Kern geht es nicht um das »Aufarbeiten von familiären Verstrickungen«, wie es in der Szene immer wieder so schön heißt – letztlich geht es vor allem um eine innere Haltung, die der Seele gemäß ist. Außerdem wurde klar: Manche Aufstellungen wenden innerhalb kürzester Zeit Dinge zum Guten, andere dagegen vermögen dies erst nach vielen Monaten oder sogar Jahren, weil das Unbewusste viel Zeit zum Verarbeiten der Aufstellung benötigt. Und zuweilen wird auch gar nichts zum Guten gewendet, weil der Klient sich innerlich (unbewusst) für ein weiteres Leiden entschieden hat.

Ebenfalls im selben Zeitraum hatte ich ein Telefonat mit meinem Freund, dem Journalisten Norbert Linz. Er skizzierte mir damals eher beiläufig ein Buch wie das vorliegende und meinte, dass es so etwas noch nicht gäbe. Ein solcher Ratgeber über die wesentlichen Punkte des Familien-Stellens könne für viele wertvoll sein. Und er fragte, ob ich so etwas nicht schreiben könne. Im Nachhinein muss ich gestehen: Seine Ausführungen haben in meinem Unbewussten gut gewirkt! Erst nachdem ich schon einige Zeit mit diesem Projekt begonnen hatte, fiel mir auf, dass ich umsetzte, was Norbert mir damals ausgemalt hatte.

Systemische Aufstellungen helfen, einen völlig neuen Blick auf das menschliche Leben und unser Eingebundensein in ein größeres Ganzes zu werfen. Wenn man sich diesem Erkenntnisprozess hingibt, wird man demütig – sehr sogar. Wer in eine Aufstellungsgruppe kommt, gerät oft schnell in Kontakt mit der Demut und ist häufig verblüfft darüber, wie bald man in Resonanz mit der Seele treten kann.

Viele Menschen, die zum ersten Mal in eine meiner Gruppen kommen, sind erstaunt, wenn ich sage: »Der Sinn dieses Seminars ist nicht eure Aufstellung. Wenn ihr nur kommt, um etwas Familiäres möglichst rasch aufzulösen, seid ihr hier nicht richtig! Ganz Zentrales und Wesentliches geschieht oft im Nebenbei und hilft euch psychisch weiter: Wenn ihr euch berühren lasst als Zuschauer, ändert sich zuweilen sehr viel zum Positiven, manchmal sogar so viel wie bei einer eigenen Aufstellung. Wichtig sind aber auch die Rollen, die ihr als Stellvertreter übernehmt. Wenn euch diese Rollen sehr berühren und beschäftigen, seid ihr möglicherweise auf einer Spur zu eurem Herkunftsfamiliensystem, in dem es Ähnlichkeiten mit der Aufstellung gibt.«

Kommen wir weg vom eigenen Anspruchsdenken und

schauen wir nur nach der Aufgabe, die die eigene Seele uns gestellt hat, dann fließen uns die helfenden Kräfte nur so zu.
Diese Sichtweise bestätigte mir ein Mann, der sich zunächst als Beobachter zu einem Seminar angemeldet hatte. Am Ende des Kurses kam er zu mir und sagte: »Für das nächste Wochenendseminar bin ich ja angemeldet. Ist es möglich, dass ich mich wieder abmelde?«
Erstaunt fragte ich: »Warum? Was ist denn passiert?«
Er erklärte mir, sein Aufstellungsanliegen habe sich während des Seminars in Luft aufgelöst. Er fühle sich völlig in der Lösung, weil jemand im Kurs ein ähnliches Problem aufgestellt habe. Als Zuschauer sei er innerlich seelisch »mitgegangen«, habe geweint, auch am ersten Abend des Kurses habe er viel geweint. Am nächsten Morgen habe er innerlich gespürt: »Es ist gelöst – endlich!«
Deutlich war an der Körpersprache des Mannes ablesbar, dass er die Wahrheit sprach. Er bedurfte tatsächlich wegen dieses Themas keiner Aufstellung mehr.

Auf den folgenden Seiten kommen Themen vor, über die ich in der Vergangenheit einzelne Bücher geschrieben habe: Partnerschaft, Kinder und Kindererziehung, der Tod und das Sterben, Krankheit und Gesundheit und schließlich auch berufliche Fragen. Diesmal bestand die Aufgabe darin, bei all diesen Lebensthemen das aufzuzeigen, was jeweils die Essenz ausmacht: der Standpunkt der Seele und die innere Haltung. Bei allen Lebensproblemen zählt in erster Linie die Frage: »Wie ist die Sicht meiner Seele dazu?« Das »Mit-der-Seele-Gehen« ist denn auch der rote Faden, der sich durch alle Kapitel dieses Buches zieht.

Deswegen ist es nicht verwunderlich, dass hier gleich zwei Kapitel das Wort »Seele« in ihrer Überschrift aufweisen. Im ersten geht es ganz allgemein um die Stellung der Seele im Familien-Stellen. Was ist die Seele und was kann durch ihr Aufstellen als Person im Familien-Stellen deutlich werden? In dem zweiten Kapitel über die Seele, gegen Ende des Buches, wenden wir uns dagegen den »letzten« spirituellen Fragen zu.

Wenn man den Standpunkt der Seele zu wichtigen Fragen erfahren möchte, kommt man oft nicht darum herum, sie direkt als Person aufzustellen, auch wenn sie keine Person ist. In den letzten Jahren habe ich immer öfter die Seele mit einem Stellvertreter zum erarbeiteten Aufstellungsbild dazugestellt, denn die innere Haltung eines Menschen ist an seiner Einstellung zur Seele ablesbar. Mit »Seele« meine ich keinesfalls die Psyche oder das Unbewusste des Menschen, sondern sein »höheres Selbst«. Dieses höhere Selbst ist aus meiner Sichtweise und Erfahrung mit der spirituellen Ebene verbunden. Das, was wir oft mit »Ich« bezeichnen, ist jedoch nur unser »Ego«, das mit unseren egoistischen Antrieben verknüpft ist.

Oft konnte bei einer stockenden Aufstellung noch etwas zur Lösungsfindung bewirkt werden, wenn man eine Person als Seele dazustellte. Um keinen Vorurteilen Vorschub zu leisten, stelle ich die Seele fast immer anonym dazu: Ich erkläre weder dem Ratsuchenden noch der Gruppe, wofür der Stellvertreter tatsächlich steht. Der Person selbst sage ich: »Du stehst für etwas Bestimmtes. Verhalte dich ganz nach deinen inneren Impulsen.«

Pro Seminar kommt es oft nur ein- oder zweimal vor, dass die Seele aufgestellt wird. Noch öfter stelle ich anonym andere Dinge auf, so dass niemand ahnen kann, für wen der neue Stellvertreter aufgestellt wird: Gesundheit, Krankheit, der Tod, Schuld, persönliche Charakterzüge wie Geiz, Neid, Rachsucht und so weiter werden ebenfalls häufig aufgestellt.

Wenn sich beispielsweise ein Unternehmer beklagt, dass seine Geschäftspartner geizig und aggressiv sind und ihn übers Ohr hauen, lohnt es sich, anonym den »Schatten« aufzustellen (siehe die Aufstellung von Willi im Kapitel »Beruf«). Als mögliche Ursache von Willis Angelegenheit wurden keine familiären Probleme, sondern ein Haltungsproblem ausgemacht. Der anonym aufgestellte Schatten verbrüderte sich sofort mit dem Stellvertreter Willis. Der heilsame Schock sitzt tief, wenn der Ratsuchende erfährt, dass die anonyme Person keineswegs das »Böse« der anderen Menschen verkörpert, sondern seine eigenen ausgeblendeten, dunklen Antriebe! Ähnlich heilsam ist es für die Ratsuchenden, zu erleben, wie sich die Seele in einer Aufstellung verhält. Sehr oft agiert sie völlig anders, als der Klient erwartet hat!

Die hier geschilderte veränderte Vorgangsweise in meiner praktischen Arbeit hat sich völlig ungeplant schon vor einigen Jahren nach und nach ergeben. Wer des Öfteren die Seele als Stellvertreter aufstellt, kommt fast zwangsläufig im Laufe der Zeit mit ganz neuen Themen in Kontakt. In diesem Buch finden sich deshalb nicht nur Aufstellungen über die Seele und die Haltung zu ihr, sondern auch Aufstellungen, in denen es um spirituelle Grenzbereiche geht. Doch natürlich kann sich das Essenzielle auch dann zeigen, wenn die Seele als Stellvertreter nicht dazugestellt wird. Im

Kapitel »Kinder« geben die Kinder in den Aufstellungen ganz direkt Rückmeldung, was denn jeweils das Zentrale ist!

Wer nach allem Gesagten jedoch glaubt, die Arbeit mit der Seele sei ein »Selbstläufer«, der täuscht sich. Auch der Wille und das Bewusstsein müssen mit angesprochen werden. Im Gegensatz zu früheren Jahren rate ich heute deswegen ausdrücklich dazu, sich nach einer Aufstellung einige Notizen zu machen. So kann man sich schneller an den Kern einer Aufstellung erinnern. Da nach meiner Beobachtung nicht gerade wenige Menschen nach einer Aufstellung aus der gefundenen Lösung wieder herausgehen, kann man sich anhand seiner Notizen an das Heilende erinnern und sich bewusst erneut in den lösenden Bildern verankern. So mag man genauso schnell wieder in eine Lösung hineingehen, wie man vorher aus ihr herausgegangen war! Auch damals bei der Aufstellung gesprochene Lösungssätze kann man später noch einmal innerlich wiederholen, wenn man spürt, dass man nicht mehr in der Lösung ist.

Gerade in der ersten Zeit nach einer Aufstellung kann es wichtig sein, häufiger bewusst in die heilenden Bilder einzutauchen. Anja zum Beispiel schrieb mir nach einem Kurs über ihre Erfahrung mit dem bewusst immer wieder erinnerten Lösungsbild: »Nachdem du gesagt hast, dass du dich über eine Rückmeldung freust, möchte ich dies heute in ein wenig verkürzter Form tun. Meine letzte Aufstellung war vor sechs Monaten, bei der ich meinen mangelnden Selbstwert aufgestellt habe. In der Aufstellung zeigte sich, dass dieser mit der Kriegsvergangenheit meines Großvaters zu tun hatte. Ich habe seit der Aufstellung zum ersten Mal in meinem Leben das Gefühl, wertvoll zu sein. Und das meine ich nicht vom Kopf her, sondern vom Herzen. Es fühlt sich so an. Seit April rufe ich mir immer wieder das Lösungsbild auf und sehe in meinen Gedanken die Opfer, die mir wohlwollend entgegenblicken. Ich fühle seit April zum ersten Mal, dass ich glücklich sein darf, dass ich nicht weniger wert bin als andere, dass ich meinen Selbstwert nicht künstlich anheben muss, indem ich immer mehr leiste als andere. Ich fühle mich gut damit. Und ich bin unendlich dankbar, dass ich endlich in der Aufstellung eine Erklärung für meinen mangelnden Selbstwert, den ich seit meiner Kindergartenzeit immer wieder gefühlt habe, erhalten konnte.«

Selbstverständlich spricht die Seele nicht nur in Familienaufstellungen zu uns, sondern dies geschieht ständig in unserem Alltag. Dummerweise sind wir aber oft taub und blind für die Ansprache und die Signale der Seele! Sie hat es so schwer, zu uns durchzudringen und von uns gehört zu werden! Gerade wenn lebenswichtige Entscheidungen anstehen, wäre es aber sehr wichtig, die Sichtweise der Seele mit zu berücksichtigen. Aus diesem Grund wird das Buch abgerundet durch ein Kapitel mit mehreren praktischen Übungen, die uns helfen, unsere Seele besser wahrzunehmen.

Auch ohne Übungen kann sich die Seele uns vernehmlich nähern. Allerdings müssen wir unser Herz für sie öffnen! Wenn wir uns öffnen, vermag die Seele sich überraschend klar zu äußern. Nicht selten erlebte ich beispielsweise, dass Ratsuchende in der Nacht vor dem Aufstellungsseminar einen Traum hatten, in dem ein Familientabu oder ein anderes wichtiges Familienthema gezeigt wurde. Genau diese Information wurde dann oft dringend in der Aufstellung gebraucht. Wenn wir uns innerlich »von der Seele führen lassen« und auf sie schauen, fließt uns alles zu, was wir benötigen.

Doch nicht nur im Traum kann die Seele zu uns sprechen: Beispielsweise gibt uns ein Verwandter, den wir schon lange nicht mehr gesehen haben, eine wichtige Information, die wir zur Heilung benötigen. Ich erinnere mich noch gut an einen Mann, dem ich bei der Aufstellung (sinngemäß) den Hinweis gab: »In der Familie deines Vaters gibt es, wie die Aufstellung zeigt, ein Verbrechen, das totgeschwiegen wird. Wenn es dir gelingt, in die Demut zu kommen, wirst du vielleicht eines schönen Tages einen Hinweis darauf erhalten.« Nur einen Tag nach dem Ende des Seminars wurde dieser Mann von einer Schwester des Vaters angerufen, mit der er vierzehn Jahre keinen Kontakt gehabt hatte. Sie erzählte, dass sie während des Wochenendes (an dem die Aufstellung stattfand!) andauernd an den Neffen denken musste. Sie hatte stets den Gedanken, dass der Neffe die Informationen über dieses Verbrechen benötigte, und so griff sie zum Telefon! Mit Hilfe dieser Informationen konnten wir dann Monate später tatsächlich in einer Aufstellung eine Lösung finden.

Aber nicht nur durch Verwandte kann die Seele zu uns sprechen. Oft bedient sie sich auch völlig »unbeteiligter« Menschen, die keine Kenntnis der Familieninterna haben können. Ein beliebiger Mensch in unserem Umfeld, beispielsweise jemand aus dem weiteren Kollegenkreis oder eine »zufällige« Zugbekanntschaft, gibt uns dann beiläufig zum richtigen Zeitpunkt den richtigen Hinweis, der uns schließlich einer Lösung unseres Problems näher bringt …

EINFÜHRUNG IN DAS FAMILIEN-STELLEN

Im Lauf der letzten zehn Jahre ist das Familien-Stellen immer bekannter geworden. Eigentlich ist es nicht mehr notwendig, jeder Veröffentlichung zu diesem Thema eine Einführung der Methode voranzustellen. Und dennoch wäre mancher Leser, der noch nie zuvor etwas über Aufstellungen gehört hat, mit diesem Buch überfordert. Damit dies nicht passiert, soll nun eine kurze Einführung ins Familien-Stellen folgen. Wer sich intensiver vorbereiten möchte, der sei als einführende Lektüre auf mein Buch *Was die Seele krank macht und was sie heilt*[2] verwiesen. An dieser Stelle soll nur das Wesentliche zur Vorgangsweise aufgezeigt werden.

Zwar lassen sich Aufstellungen auch mit Hilfe von Papierscheiben und Holzfiguren[3] in der Einzeltherapie durchführen, doch die wesentlich kraftvollere Möglichkeit ist stets das Aufstellen in der Gruppe.

Nachdem der Ratsuchende vor dem therapeutischen Begleiter und der Gruppe kurz sein Anliegen geschildert hat, entscheidet der Seminarleiter, auf welche Weise die Aufstellung durchgeführt werden kann. Nicht immer wird die ganze Familie aufgestellt. Falls einzelne ihrer Mitglieder in Frage kommen, wählt der Betreffende sowohl für seine Verwandten als auch für sich selbst Stellvertreter

aus der Gruppe aus und stellt sie nach seinem inneren Bild auf.
Anschließend setzt er sich. Immer wieder zeigt sich dann, dass völlig Fremde genau darstellen können, wie sich das jeweilige Familienmitglied in der Tiefe fühlt. Was häufig sichtbar wird, ist die bislang verborgene seelische Dynamik hinter einer Krankheit, einem Paarproblem oder einer psychischen Störung.
Nachdem der Seminarleiter durch verschiedene Schritte eine Lösung gefunden hat, kann der Ratsuchende sich oft auch selbst an seine Position stellen. Am Schluss ist es für ihn zuweilen notwendig, bestimmten Personen noch etwas Wichtiges mitzuteilen.
Sofern es nicht ausdrücklich anders gesagt wird, ist in den Aufstellungsbeschreibungen mit Bezeichnungen wie »Partner«, »Ehefrau« oder dem Namen des Aufstellenden immer der betreffende Stellvertreter gemeint. Wenn ein Ratsuchender selbst in die Aufstellung tritt und damit seinen eigenen Platz einnimmt, wird besonders darauf hingewiesen.

Das Familien-Stellen hat sich später weiterentwickelt zu den »Bewegungen der Seele«. Wer innerlich gesammelt in Kontakt mit der Person geht, die er darstellt, kommt in eine sehr langsame, aber dennoch intensive Bewegung. Wenn der Gruppenleiter diesen Bewegungen der Stellvertreter Raum gibt, kann er zeitweise auf Anweisungen verzichten, auch auf sprachliche. Dennoch muss auch der Therapeut gesammelt bleiben, um an kritischen Punkten der Aufstellung eingreifen zu können.
Aus den Bewegungen der Stellvertreter ergeben sich Lösungen, die oft überraschend und für niemanden vorhersehbar

sind. Auch in vielen Aufstellungen, die in diesem Buch dargestellt werden, überließen sich die Stellvertreter stumm ihren von innen kommenden Bewegungen.
In jüngster Zeit wurden die »Bewegungen der Seele« von Bert Hellinger weiterentwickelt zu den »Bewegungen des Geistes«. Diese finden jedoch in meiner Arbeit keinerlei Anwendung und werden deswegen hier auch nicht dargestellt.

Trotz all dieser neuen methodischen Formen besitzen die »klassischen Familienaufstellungen« nach wie vor ihre Berechtigung. Denn wenn man beispielsweise eine sogenannte Patchworkfamilie mit Halbgeschwistern, Stiefeltern und weiteren Personen aufstellt, entsteht oft so viel Verwirrung, dass zur Strukturierung bestimmte Dinge ausgesprochen werden müssen. Hier liegt der Vorteil der Familienaufstellungen. Doch insbesondere wenn es um Täter und Opfer in einer Familie geht, sind die »Bewegungen der Seele« sehr wirksam, weil Familienaufstellungen das Geschehen in seiner ganzen Tiefe nur teilweise erfassen; die »Bewegungen der Seele« aber gehen über die Ordnungen der Familie weit hinaus und deuten hin auf unser Eingebundensein in das größere Ganze der Welt. Dazu gehört auch, dass die Einteilung in »Gut« und »Böse« aus einem größeren Blickwinkel betrachtet werden muss, genauso wie die Unterscheidung zwischen Schuld und Unschuld. Jeder Einzelne ist nicht nur in seine Familie eingebunden, sondern auch in größere Gruppen, deren Schicksal uns mitbestimmt. Was in diesen letzten Bereichen des Seins gilt, liegt jenseits von traditionellen Wertvorstellungen.

Neben den Familienaufstellungen in der Gruppe und den »Bewegungen der Seele«, die ebenfalls in der Gemeinschaft stattfinden, arbeite ich in der Einzeltherapie auch mit den bereits genannten Papierscheiben und Holzfiguren. Diese Figuren sind für die Geschlechter unterschiedlich geschnitzt und mit Auskerbungen für die Blickrichtung versehen. Sowohl der Ratsuchende als auch der therapeutische Begleiter stellen sich nacheinander über jene Figuren. Auf diese Weise lässt sich körperlich wahrnehmen, wie sich das Familienmitglied in der Seele fühlt. Wie schon erwähnt wurde, hat diese Form des Familien-Stellens nicht dieselbe Intensität wie die in einer Gruppe, doch lässt sich auch auf solche Weise Heilsames erfahren. Voraussetzung dafür ist jedoch, dass man sämtliche Vorannahmen aufgibt und sich innerlich sammelt. Mit der angemessenen Aufmerksamkeit kann man dann sehr schnell eine körperliche Wahrnehmung erleben, die wichtige Hinweise für den weiteren therapeutischen Weg gibt.

Immer wieder werde ich gefragt, warum Aufstellungen tatsächlich »funktionieren«? Wie kann man erklären, dass fremde Menschen als Stellvertreter in einer Familienaufstellung detaillierte, korrekte Angaben über die Familiendynamik machen können? Bedeutsam in diesem Zusammenhang ist die Arbeit des Biologen Rupert Sheldrake über »morphogenetische Felder«.

Meiner Erfahrung nach hat jeder Ort sein eigenes Kraftfeld: Wenn an einem Ort etwas Bestimmtes geschehen ist, können sensible Menschen mit der dort herrschenden Kraft in Kontakt kommen. Rupert Sheldrake hat in seinen Büchern beeindruckende Fallgeschichten gesammelt. Er spricht im Zusammenhang mit solchen Phänomenen von »morphogenetischen« oder »morphischen Feldern«. Sheldrake geht davon aus, dass morphische Felder raumzeitliche Organisationsmuster sind. Diese Felder »besitzen ein Art eingebautes Gedächtnis. Das Gedächtnis beruht auf dem Prozess der morphischen Resonanz, des Einflusses von Gleichem auf Gleiches über Raum und Zeit.«[4]

In diesen Feldern sind somit alle Informationen gespeichert, die auf dem betreffenden Stück Erde bedeutsam waren. Auf Schlachtfeldern der Weltkriege beispielsweise sind immer noch die Informationen der damaligen Schrecken präsent. Auch wer in Auschwitz über die Wiesen geht, auf denen früher die Baracken der Häftlinge standen, kann das damalige Grauen noch spüren.

Mit der Resonanz dieser morphogenetischen Felder kann man bewusst arbeiten. Ein Beispiel: Bei einem Aufstellungsseminar, das ich auf einer Mittelmeerinsel leitete, passierte am dritten Tag etwas Merkwürdiges: Es wurde die Familie einer jüdischen Frau aufgestellt, die über zehn Verwandte in Konzentrationslagern verloren hatte. Einige Minuten nachdem Stellvertreter gebeten wurden, in die Rollen von Opfern und Tätern zu gehen, liefen sehr viele Hunde der Insel wie auf Kommando von allen Seiten zusammen und umlagerten den ebenerdig gelegenen Seminarraum mit extremem Bellen, so dass man sein eigenes Wort nicht mehr verstand.

Vergleichbares hatte ich bislang noch nicht erlebt. Alle Stellvertreter mussten vorübergehend aus den Rollen gehen. Sowohl der Gruppenleiter selbst als auch einige Teilnehmer der Gruppe gingen hinaus zu der Hundemeute, um sie wegzuscheuchen. Doch das blieb erfolglos. Nun wurde beraten, was man noch tun könnte. Plötzlich kam dem Leiter eine Eingebung.

Die Tür nach draußen wurde geschlossen. Alle setzten sich auf die Stühle, und wir machten eine Gruppenübung, indem wir den Hunden »sagten«, dass wir uns »als menschliche Gruppe« ganz allein um dieses hier eben entstandene (morphische) Feld kümmern würden. Sie sollten dahin zurückgehen, wo sie hergekommen waren, damit wir uns wieder unserer Aufgabe zuwenden könnten. Zu unser aller Verblüffung verschwanden die Hunde sofort wieder und ließen uns ungestört arbeiten.

Weitere zwei Tage später geschah das Gleiche noch einmal. Wieder wurde eine Familie aufgestellt, die im Holocaust gelitten hatte, und erneut kamen kurz nach dem Aufstellen von Opfern und Tätern wie auf Kommando viele Hunde zusammengerannt und bellten laut. Nach unserem erneuten kurzen Gruppenritual verschwanden die Hunde sogleich wieder … Manch einer mag hier von »Zufall« reden, doch wer Erfahrung mit Aufstellungsfeldern hat, wer erlebt hat, wie sich solche Felder im Moment einer Aufstellung entfalten und sich am Ende auch wieder auflösen, wird diese Geschichte nachvollziehen können.

Offensichtlich wird durch die räumliche Plazierung eines Familiensystems in der Dimension des Raums etwas geschaffen, was einem morphogenetischen Feld extrem ähnlich ist. Durch Menschen als Stellvertreter können sich die Informationen schnell und eindrücklich »zeigen«, da extrem viel Energie freigesetzt wird. Beim Familien-Stellen handelt es sich somit um einen Sonderfall der Wahrnehmung eines Kraftfelds.

Ebenfalls immer wieder wurde ich in der Vergangenheit gefragt, ob es sich bei den Teilnehmern meiner Seminare um Menschen handele, die schon jahrelange »therapeutische Vorarbeit« geleistet hätten. Wie ließe sich sonst erklären, dass die Aufstellungen oft so erstaunlich positive Wirkungen zeitigten, wurde nicht selten vermutet. Viele sind verwundert, wenn ich diese Fragen mit Nein beantworte. Die meisten Teilnehmer meiner Gruppen hatten keine längere Psychotherapie hinter sich, und nicht wenige hatten noch nie eine solche in Anspruch genommen.
Bei zahlreichen Aufstellungen in diesem Buch wird anschließend dargestellt, wie es im Leben des Ratsuchenden weiterging. Dies ist aber nicht bei allen Geschichten so, weil sich nicht jeder später noch einmal meldet. Um den seelischen Prozess nicht zu unterbrechen, denn Aufstellungen wirken oft über Jahre, würde ich nie aus Neugier oder »wissenschaftlichem Überprüfungsdrang« nachfragen. Häufig erhalte ich aber Rückmeldungen durch »Zufall« oder erst Jahre später, wenn sich die Betreffenden wegen eines ganz anderen Themas bei mir melden, zum Beispiel wegen einer familiären oder gesundheitlichen Frage. (In den Seminaren duzen sich die Teilnehmer und der Therapeut immer, denn etwas anderes lassen die Aufstellungen nicht zu. Wenn ich später Kontakt mit Klienten habe, entscheidet meist der Klient, wie er mich anreden will. Einige gehen dann wieder zum »Sie« über.)
Es sei hier auch noch ein Hinweis über den Umgang mit Aufstellungsbildern gegeben. Allen, die zu mir kommen, rate ich, das Aufstellungsbild in der Zeit nach dem Seminar nicht mit dem Kopf verstehen zu wollen. Es handelt sich ja ohnehin nicht um eine »reale« Abbildung der Wirklichkeit,

sondern um ein »Bild der Seele«. Dieses Seelenbild benötigt Ruhe, damit es sich in der Stille entfalten kann. In keiner Weise stellt es eine konkrete Handlungsanweisung dar, man solle sich beispielsweise vom Partner trennen, die Stelle wechseln – oder was auch immer die Aufstellung nahezulegen schien. Erst wenn man nach einer längeren Zeit im Herzen eine Übereinstimmung mit dem Aufstellungsbild spürt, darf man sich in seinen Lebensentscheidungen davon leiten lassen.

Es erübrigt sich wohl der Hinweis, dass es nie gut sein kann, wider besseres Wissen, gutgläubig beziehungsweise ohne eigene Prüfung dem Wort oder dem Rat eines Therapeuten zu folgen, unabhängig davon, welche Methode er auch angewendet hat.

DIE SEELE

Das Wort »Seele« ist in aller Munde. Doch niemand weiß so recht, um was es sich dabei eigentlich handelt. Viele benutzen den Begriff zur Benennung von etwas Konstruiertem, Theoretischem ... Für mich als Familien-Steller ist »Seele« hingegen etwas Konkretes, da ich sie als Person aufstelle und beobachten kann, wie sie auf den Menschen und seine Probleme reagiert. Aus alldem kann man bestimmte Rückschlüsse ziehen. Wenn ich die »Seele« hier als den »kosmischen Teil« in uns verstehe, der sich mit einer Psyche und einem physischen Körper für eine gewisse Zeit – die menschliche Lebensspanne – verbunden hat, so ist dies nichts Außergewöhnliches. Sowohl Religionen als auch unzählige philosophische und religiöse Denker teilen ein ähnliches Verständnis der Seele. Ohne auf die Seele zu schauen, kann man jedenfalls nach meinem Verständnis in den meisten Fällen nur eine oberflächliche Psychotherapie durchführen. Dies ist auch eine Kernaussage in der Psychoanalyse nach C. G. Jung.

Statt zuerst auf die Familie zu sehen, lohnt es sich manchmal mehr, auf die Seele zu blicken. Wie uns die Aufstellungen von Sieglinde und Florian zeigen, kann der direkte Blick auf die Seele Vorrang haben vor anderen Fragen. Die Geschichte von Peter dagegen macht uns deutlich, dass wir in unserer Seele allem schlimmen Schicksal zuvor innerlich zugestimmt haben und wir es deswegen auch bewältigen können.

Aufstellungen zu machen bedeutet, sich auf einen seelischen Entwicklungsweg zu begeben. Erst nachdem Heiner eine Reihe von Aufstellungen hinter sich hatte, zeigte sich ihm etwas ganz Entscheidendes durch seine Seele. Wir werden diese Aufstellung zum Ausgangspunkt dafür nehmen, um uns einige grundsätzliche Fragen zu stellen: Gibt es einen roten Faden zwischen den Aufstellungen ein und derselben Person innerhalb mehrerer Jahre? Warum tauchen besonders tief verborgene Themen sehr oft nicht gleich in der ersten Aufstellung auf?

Beschlossen wird dieses Kapitel durch Jeanettes Aufstellung. Hier werden wir Zeuge davon, wie wichtig in der seelischen Entwicklung der freie Wille ist. Wenn ich mich meiner Seele nicht freiwillig unterordne, hat kein Therapeut der Welt auch nur die geringste Chance, mir erfolgreich Hilfestellung zu leisten!

Erst gegen Ende dieses Buches wenden wir uns ein zweites Mal direkt der Seele zu. Dann allerdings wird es um die »letzten« Fragen gehen, um die Grenzbereiche der Seele, zum Beispiel um Möglichkeiten der Reinkarnation.

Der »katastrophale« Stammbaum: Florian

Florian möchte in einem Seminar seine »Lebensverwirrung« und ein fortwährendes Isolationsgefühl aufstellen. Schon sehr viel Psychotherapie hat er in den letzten Jahren hinter sich gebracht. Er gehört zu jenen Menschen, bei denen die Gefahr besteht, »aufstellungssüchtig« zu werden.

Ich kenne niemanden, der in seinem Leben mehr Aufstellungen gemacht hat als Florian: Er war bei vielen sehr bekannten und erfahrenen Therapeuten, um seine zahlreichen psychosomatischen Probleme zu lösen. Als er von seinen bisherigen Erfahrungen und seinem »katastrophalen« Stammbaum spricht, unterbreche ich ihn.

Der Seminarleiter: »Es gibt keine ›katastrophalen‹ Stammbäume. Man sucht sich alles selbst aus. Deine Sprache aber verrät, dass du zu wenig Achtung für deine Familie hast.«

Florian stimmt mir zu! Wir machen eine kleine Übung, damit er in eine bessere seelische Haltung kommt. Anschließend skizziert er mir, was alles in der Familie passiert ist: Abtreibungen, Inzestfehlgeburten, ungeklärte Vaterschaften, eine ermordete jüdische Freundin eines Urgroßvaters, Kindstötung und anderes mehr.

Einem inneren Impuls folgend, wählt der Seminarleiter drei Männer aus der Gruppe aus und stellt sie im Dreiecksverhältnis zueinander. Zu einem der drei sagt er: »Spüre, zu welchem von den beiden es dich hinzieht.« Es dauert keine zwei Sekunden, da zieht es diesen Mann zu dem rechts von ihm befindlichen der beiden anderen Männer hin.

Der Seminarleiter zu Florian: »Dein Stellvertreter hatte sich zu entscheiden, ob er eine Aufstellung mit Familienangehörigen braucht oder eine Aufstellung der inneren Ebene ohne Familienmitglieder. Was, glaubst du, kam heraus?«

Florian (ohne zu zögern): »Selbstverständlich brauchen wir meine Verwandten! Erst in den letzten Wochen stieß ich auf ein neues Familiengeheimnis. Wir brauchen Stellvertreter für ...«

Der Seminarleiter (unterbricht ihn): »Nein, nein, ganz und gar nicht! Wir brauchen die innere Ebene!«

Florian reibt sich verwundert die Augen. Es werden nun drei Stellvertreter aufgestellt: ein Mann für ihn, ein Mann für seine Seele und eine Frau für das Symptom »seelische Verwirrung und Isolation«.

Die Stellvertreterin für die Isolation wird schnell immer steifer und steifer. Der Seminarleiter wählt eine weitere Frau aus der Gruppe aus und stellt sie hinzu. Sofort entspannt sich das Symptom.

Der Seminarleiter zu Florian, der auf dem Stuhl sitzt: »Du wirst es mir kaum glauben, wer diese neue Frau ist, die das Symptom so intensiv entspannen kann!«

Florian (ungeduldig): »Wer ist es? Meine Mutter?«

Der Seminarleiter: »Nein! Ich habe sie definiert als ›Aufhören mit dem Graben im Stammbaum‹. Wir Therapeuten gehen dir alle auf den Leim! Und natürlich legst du dich auch selbst herein.«

Die Stellvertreter für die Seele und Florian lachen leise.

Der Seminarleiter: »Was ist bei euch?«

Die Seele: »Seit die neue Frau da ist, geht es mir mit Florian richtig gut! Wir blühen jetzt auf!«

Florians Stellvertreter bestätigt es: »Endlich können wir aufatmen!«

Die Seele: »Darf ich Florian was sagen?«

Der Seminarleiter: »Ja bitte!«

Die Seele: »Schau nur noch auf das Einfache, deinen Alltag, was du im Supermarkt noch einkaufen wolltest, deine Freunde anrufen, Urlaub planen … Geforscht und aufgestellt hast du mehr als genug. Du musst es endlich umsetzen, was dir alles gezeigt wurde!«

Der Seminarleiter fragt den »richtigen« Florian: »Möchtest du dich an deinen Platz in der Aufstellung stellen?«

Florian: »Ja.«
Während sich Florian ins Aufstellungsfeld begibt, setzt sich sein Stellvertreter. Florian ist sprachlos. Er schaut hin und her zwischen der Seele, dem Symptom und »keine weiteren Aufstellungen machen«: »Unglaublich!«, murmelt er vor sich hin.
Der Seminarleiter zu Florian: »Wie geht es dir? – Was ist los?«
Florian: »Ich kann das alles noch gar nicht realisieren. Es ist einfach unglaublich!«
Der Seminarleiter: »Spür doch mal in deinen Körper. Wie geht es dir denn?«
Florian: »Ich weiß nicht, ich weiß nicht …«
Der Seminarleiter wählt eine weitere Frau aus der Gruppe aus und stellt sie direkt neben ihn: »Florian, jetzt spür mal, was sich verändert, wenn du neben dieser Frau stehst.«
Nach einer Weile sagt Florian, während er die Frau anstrahlt: »Doch, diese Frau tut mir gut. Wofür steht sie?«
Die Seele: »Ja, für mich ist diese neue Frau auch gut!«
Der Seminarleiter: »Diese Frau steht dafür, das Einfache und gerade Anstehende im Leben zu tun, den Alltag.«
Florian (schüttelt leicht den Kopf): »Ich fass es nicht.«
Der Seminarleiter zu Florian: »Schau doch bitte der Seele in die Augen und sag zu ihr: ›Es darf auch einfach sein in meinem Leben.‹«
Florian macht es – noch etwas ungläubig, doch dann beginnt er zu lächeln.
Die Seele: »So langsam kommt es bei ihm an.«
Der Seminarleiter zu Florian: »Bitte sag es der Seele noch einmal!«
Florian sagt es ein zweites Mal und muss dann lachen.

Während das Symptom jetzt ein Bedürfnis verspürt, sich von allen zurückzuziehen, kommt die Seele nah auf Florian zu und legt den Arm auf seine Schulter.
Der Seminarleiter zu Florian: »Darf ich die Aufstellung an dieser Stelle beenden, oder hast du noch eine Frage?«
Florian: »Es ist gut so! – Vielen Dank!«
Anschließend gehen alle aus ihren Rollen.

Bis heute habe ich noch kein Feedback von Florian erhalten. Im selben Seminar jedoch war ein Mann, Tobi, der ein ähnliches Problem hatte wie Florian, wenn auch nicht so stark ausgeprägt wie bei Letzterem. Tobi hatte in der Vergangenheit schon mehrere Aufstellungen gemacht. Diesmal ging es um das Thema »Beruf«, das Tobi gleich zu Beginn des Seminars aufstellte. Seine Fragen während des Kurses zeigten dann, dass er einen starken Drang verspürte, unablässig »Stammbaumgeheimnisse« zu lüften. Die letzte Aufstellung des Seminars war dann jene von Florian. Sie hatte auf Tobi eine tiefe Wirkung.
Nach dem Seminar schrieb mir Tobi unter anderem: »Ich möchte dir kurz eine Rückmeldung geben. Das wichtigste Ergebnis des Seminars ist für mich, dass ich nun viel weniger in die Vergangenheit schauen muss und mehr Kraft habe, um in die Zukunft zu blicken. Auch das genogrammmäßige Ausspähen der Vergangenheit von Familienmitgliedern hat stark an Reiz verloren.«
In der Tat missbrauchen manche Menschen das Herumbohren in Stammbäumen, um anstehenden seelischen Vollzügen aus dem Weg zu gehen. Wir Therapeuten geraten hier sehr schnell in eine Falle: Gern lassen wir uns von den tragischen Familienverstrickungen des Klienten gefangen nehmen,

statt darauf zu achten, ob er innerlich wirklich bereit ist, sich auf Heilung einzulassen und auf die Seele zuzugehen!

»Gehe ich in Zukunft mit der Seele oder ohne sie?«: Sieglinde

Sieglinde verspürt seit längerem Todessehnsucht. Allerdings ist in den letzten Jahren nichts Besonderes in der Familie passiert, was dies ausgelöst haben könnte. Der Seminarleiter und Sieglinde verständigen sich darauf, die Todessehnsucht und sie selbst aufzustellen.

Im ersten Bild zeigt die Frau, die die Todessehnsucht darstellt, kaum eine Regung, während Sieglinde sie gebannt und auch etwas ängstlich anblickt. Der Seminarleiter wählt aus der Gruppe einen Mann und stellt ihn hinzu. Nach einer Weile fragt er Sieglinde und die Todessehnsucht, ob sie in irgendeiner Weise auf den Mann reagieren. Beide sind sich sicher, dass dieser Mann hier völlig uninteressant ist.

Der Seminarleiter kratzt sich an der Nase und blickt zu Sieglinde auf ihrem Stuhl: »So etwas habe ich noch nicht erlebt! Der neu Hinzugekommene steht für das Familiensystem, das im Hintergrund mit der Todessehnsucht verbunden ist. Aber beide reagieren gar nicht darauf! Deine Todessehnsucht hat also nichts mit der Familie zu tun!«

Sieglinde zuckt die Schultern.

In seiner Ratlosigkeit fragt der Seminarleiter die Todessehnsucht: »Wer oder was bist du? Wie fühlst du dich an?«

Die Todessehnsucht: »Ich bin kein Mensch. Ich bin auch nicht mit Menschen verbunden, außer mit Sieglinde! Irgendwie fühle ich mich als etwas ganz Unpersönliches.«

Einem Impuls folgend, wählt der Seminarleiter eine Frau aus und stellt sie dazu. Die Frau schaut interessiert zu Sieglinde, doch diese würdigt sie keines Blickes. Sieglinde scheint völlig im Bann der Todessehnsucht zu stehen.
Der Seminarleiter fragt die neu Dazugekommene: »Wie geht es dir?«
Die neue Frau: »Für mich ist es schlimm, dass Sieglinde mich nicht anschaut, sondern nur auf die Todessehnsucht guckt. Sie muss eine Entscheidung treffen! Entweder sie folgt der Todessehnsucht, oder sie kommt zu mir! Jedenfalls bin ich mit ihr [schaut auf die Todessehnsucht] nicht zu vereinbaren. Mit ihr setze ich mich niemals an einen Tisch!«
Die Todessehnsucht lächelt kalt zur neuen Frau hinüber: »Die ist mir egal.«
Der Seminarleiter zur Gruppe: »Die neue Frau steht für Sieglindes Seele!« Er blickt Sieglinde an und fragt: »Was machst du eigentlich beruflich?«
Sieglinde: »Ich bin Staatsanwältin. Doch ich interessiere mich intensiv fürs Auralesen, für Channeling,[5] und ich möchte vielleicht später mal in diesem Bereich arbeiten.«
Während Sieglinde dies sagt, schüttelt sich die Seele heftig und schlägt sich die Hände vors Gesicht.
Der Seminarleiter zur Seele: »Sprich alles aus!«
Die Seele: »Um Gottes willen! Ich kann mich hier nur wiederholen. Entweder sie geht den rechten oder den linken Pfad, beides zusammen geht nicht, mit mir schon gar nicht. Beim Gedanken an Auralesen und Channeling wird mir kotzübel …«
Die Todessehnsucht grinst nur und blickt zu Sieglinde, während Sieglinde immer orientierungsloser wirkt. Während

der ganzen Zeit der Aufstellung hat sie kein einziges Mal zur Seele hingeschaut.

Der Seminarleiter bittet Sieglinde, ihren Platz in der Aufstellung einzunehmen. Es dauert nicht lange, da beginnt sie zu weinen. Langsam geht sie in die Hocke und überlässt sich ihren Tränen.

Der Seminarleiter zu Sieglinde: »Selbstmitleid hilft dir nicht weiter! Schau nacheinander sowohl die Seele als auch die Todessehnsucht an. Du hast hier eine grundsätzliche Lebensentscheidung zu treffen!«

Sieglinde steht wieder auf. Sie blickt zwischen der Seele und der Todessehnsucht hin und her. Dann stürzt sie weinend der Seele entgegen. Beide halten sich lange.

Der Seminarleiter (tippt Sieglinde auf die Schulter): »Schau der Seele bitte in die Augen und sag ihr: ›Es tut mir leid, dass ich mich von dir abgewandt habe. Führ mich bitte wieder auf den rechten Weg!‹«

Sieglinde macht es und lächelt die Seele an. Auch die Seele lächelt: »Endlich!«, sagt sie.

Die Todessehnsucht sagt auf Befragen, wie sie auf diese neue Entwicklung reagiert: »Wenn Sieglinde zur Seele geht, habe ich keine Chance. Da kann ich nichts machen.«

An dieser Stelle wird die Aufstellung beendet.

Anschließend fragt ein Teilnehmer der Gruppe: »Wenn die Todessehnsucht nichts mit der Familie zu tun hat und auch kein Mensch ist, was ist sie dann?«

Der Seminarleiter: »Das wüsste ich auch gern … Wir müssen uns hier damit begnügen, den richtigen Weg sehen zu können. In diesem Fall reicht es völlig aus zu wissen: Mit meiner eigenen Haltung und Einstellung habe ich alles in der Hand.«

Eindringlich zeigt diese Aufstellung, wie wichtig die innere Haltung zur eigenen Seele ist. Was nutzt das Verstehen familiärer Hintergründe von Problemen, wenn ich mich von meiner Seele abwende? Glücklicherweise wirken Aufstellungen von Familiensystemen indirekt auf die Seele: Indem wir das Leid unserer Ahnen achten und sie liebevoll in unser Herz nehmen, öffnen wir uns automatisch auch unserer eigenen Seele. In Sieglindes Fall jedoch hatte der direkte Bezug zur Seele Vorrang vor allen anderen Themen, weswegen sich auch nichts anderes zeigte. Dies schließt selbstverständlich nicht aus, dass zu einem anderen Zeitpunkt Familienthemen auch bei ihr noch in den Vordergrund rücken können.
Und noch etwas verdeutlicht diese Aufstellung: Der Seele ist es alles andere als egal, auf was wir in Beruf oder Freizeit unsere Aufmerksamkeit konzentrieren. All unser Tun und Denken wirkt immer auch zurück auf unser Verhältnis zur Seele.

»Du hast es dir selbst ausgesucht«: Peter

Peter fühlt sich oft kraftlos. Im Seminar berichtet er, seine Mutter habe Zwillinge bei der Geburt verloren. Peters Mutter starb, als er 25 Jahre alt war. Sie erhängte sich. Fünf Tage später erschoss sich der Vater. Wiederum einen Monat später erhängte sich ein Bruder des Vaters.
Als ein Raunen durch die Gruppe geht, fragt der Seminarleiter: »Was glaubt ihr, wie viel Lebenswille und Optimismus man bei einer solchen Familiengeschichte hat? Was traut man sich da noch? – Traut man sich in einem solchen

Fall, das Leben in vollen Zügen und mit Freude zu genießen?«
Viele in der Gruppe schütteln den Kopf. Der Seminarleiter wählt nun für jeden der Toten einen Stellvertreter und stellt sie nebeneinander in eine Reihe. Peter steht auf und geht dann zu jedem einzelnen hin.
Der Vater sagt zu ihm: »Das Leben ist zu wertvoll, um es vorzeitig zu beenden. Bitte bleib!«
Peter ist tief bewegt und weint. Er blickt auf den Boden. Der Seminarleiter zwingt ihn jedoch, dem Vater direkt in die Augen zu schauen. Der Vater strahlt.
Der Seminarleiter zu Peter: »Siehst du, dass es ihm gutgeht? Er strahlt! Siehst du, wie sehr er will, dass es wenigstens mit dir glücklich weitergeht?« Der Vater nickt parallel zu diesen Worten heftig mit dem Kopf.
Peter kann dem Vater jetzt in die Augen schauen. Dann umarmen sie sich. Peter merkt, dass nicht nur der Vater, sondern alle Verwandten wohlwollend auf ihn schauen. Ähnlich wie mit dem Vater verlaufen die Begegnungen mit den anderen Toten. Am Ende schaut Peter seltsam irritiert zum Seminarleiter.
Der Seminarleiter: »Was ist?«
Peter: »Warum habe ich so einen schlimmen Stammbaum, so viele Selbstmörder ...?«
Statt die Frage zu beantworten, wählt der Seminarleiter einen Mann aus der Gruppe und stellt ihn auf. Dann bittet er Peter, seine Frage an diesen Mann zu richten. Nachdem Peter es getan hat, antwortet der Mann: »Du hast es dir selbst ausgesucht! Deswegen kannst du es auch bewältigen!«
Der Seminarleiter zu Peter: »Wen habe ich da aufgestellt?«
Peter: »Gott?«

Der Seminarleiter: »Nein. Aber jemanden, der einen ziemlich guten Draht zu ihm hat: deine Seele! – Am besten, du sagst dir innerlich in den nächsten Wochen des Öfteren: ›Ich stimme meinem Familienschicksal zu!‹«
Peter: »Ja, das werde ich tun!«
Nachdem der Seminarleiter die Aufstellung beendet hat, sagt er der Gruppe: »Was die Seele hier gesagt hat, ist meine tägliche Erfahrung: Egal, wie schlimm die Prüfung oder die Krise ist, durch die du gerade gehst – du hast sie dir selbst ausgesucht, und deswegen hast du auch eine reelle Chance, sie zu bewältigen.«

Kein menschliches Schicksal kann man mit einem anderen menschlichen Schicksal vergleichen. Es lohnt immer nur der Blick auf das Verstehen des eigenen Lebens und seiner Prüfungen. Ganz tief in uns haben wir allem zugestimmt, was wir an Schlimmem erleben. Deswegen können wir es auch tragen. Seelisches Wachstum beginnt damit, dass wir Verantwortung für uns selbst übernehmen. Niemand ist für unsere persönliche Misere verantwortlich: kein Gott, keine Familie, kein aggressiver Ehemann und keine streitlustige Ehefrau, kein »böser« Chef, kein blindes Schicksal. Wir selbst waren in der Vergangenheit und sind in der Gegenwart die Weichensteller unserer Zukunft. Wachstum beginnt immer dann, wenn wir dem zustimmen, was uns begegnet, statt wild dagegen anzukämpfen.

»Ich traue mir selbst nicht«: Heiner

Heiner hat einen roten Kopf, als er vor der Gruppe über sein Anliegen spricht: »Ich spüre, dass es um etwas ganz, ganz Wichtiges geht. Ohne dieses Problem zu lösen, kann es in meinem Leben nicht mehr vorwärtsgehen.«
Der Seminarleiter: »Ja?«
Heiner: »Ich habe ja schon einige Aufstellungen bei dir gemacht, aber das heute ist, glaube ich, etwas anderes. Es geht um etwas ganz Neues.«
Der Seminarleiter: »Was denn?«
Heiner: »Ich traue meinen Wahrnehmungen nicht. Manche Sachen, die für andere eindeutig sind, kann ich nicht unterscheiden. Ich kann mich nicht richtig auf mich selbst verlassen. Ich traue mir selbst nicht über den Weg.«
Der Seminarleiter: »Wenn du einverstanden bist, würde ich gern drei Personen aufstellen: jemanden für dich, jemanden für deine Seele und jemanden für das von dir beschriebene Symptom der Distanz zu dir selbst.«
Heiner: »Einverstanden.«
Heiner sucht einen Mann für sich, einen für seine Seele und eine Frau für die Distanz zu sich selbst und stellt sie alle auf. Im ersten Bild weicht Heiners Stellvertreter ängstlich vor dem Symptom zurück. Seine Augen sind weit aufgerissen. Die Seele steht ziemlich unbeteiligt im Abseits.
Das Symptom (grinst): »Leider geht es ihm noch nicht schlecht genug. Ich muss noch intensiver auf ihn zugehen!«
Das Symptom geht kraftvoller auf Heiner zu.
Heiner reißt die Augen noch mehr auf und wird leicht panisch. Er weicht zurück.
Der Seminarleiter zur Seele: »Wie ist das alles für dich?«

Die Seele: »Ich bin machtlos! Heiner würdigt mich keines Blickes. Er hat mich schon lange vergessen. So kann ich nur noch weiter weggehen.«
Der »richtige« Heiner sieht das alles mit Entsetzen. Er nickt leicht und weint.
Nachdem die Seele sich noch weiter entfernt hat, sagt Heiners Stellvertreter: »Jetzt, nachdem die Seele überhaupt nicht mehr zu sehen ist, geht es mir besser. Jetzt brauche ich mir nämlich kein schlechtes Gewissen mehr zu machen.«
Die Frau, die das Symptom darstellt, schüttelt grimmig den Kopf und geht aggressiv auf Heiner zu: »So langsam reicht's. Ich muss ihn noch mehr in die Tiefe stürzen, damit er doch noch zur Seele schaut!«
Der Seminarleiter blickt zu Heiner auf dem Stuhl: »Merkst du's? Das Symptom und die Seele sind Verbündete!«
Die Seele und das Symptom nicken sofort.
Plötzlich geht ein sichtbarer Ruck durch Heiners Stellvertreter. Er schüttelt sich leicht, schaut mit den Augen hektisch nach links und rechts.
Der Seminarleiter zu Heiner: »Schau dem Symptom direkt ins Gesicht. Halt es aus!«
Heiner blickt das Symptom an. Auf seinem Gesicht tobt für mehrere Minuten ein Kampf: Abwechselnd lächelt er das Symptom fast freundlich an, dann wieder schaut er panisch und abwehrend. Wie in Zeitlupe beginnen anschließend die beiden wie auf ein geheimes Kommando aufeinander zuzugehen. Schließlich berührt das Symptom Heiner mit den Händen. Schweigend lässt es Heiner geschehen, dass das Symptom ihn zur Seele hinführt.
Der Seminarleiter zu Heiner auf dem Stuhl: »Was sagst du zu alldem?«

Heiner (sichtlich erschüttert): »Ja, es stimmt alles. Es kämpft schon eine Weile in mir. Es ging so nicht mehr weiter.«
Schließlich ist das Symptom mit Heiner bei der Seele angekommen. Heiner schaut der Seele in die Augen und beginnt zu weinen. Die beiden umarmen sich.
Der Seminarleiter zu Heiner: »Tief einatmen. Atme die Seele tief ein!«
Der Seminarleiter schaut zum »richtigen« Heiner: »Magst du in deine Rolle kommen?«
Heiner nickt heftig, steht auf und nimmt jetzt seine eigene Rolle ein. Auch er atmet nun weinend seine Seele ein – wie vorher sein Stellvertreter.
Die Seele (spontan): »Ohne mich bist du nichts.«
Heiner nickt und drückt die Seele noch fester an sich.
Nachdem sich die beiden wieder voneinander gelöst haben, schaut der Seminarleiter zu Heiner: »Wann hast du dich von ihr abgewendet? Hast du irgendwann einmal Gott verflucht? Hast du deine Seele verflucht?«
Heiner: »Es muss schon sehr lange her sein ... aber ich weiß nicht, wann. Und ich weiß auch nicht, was mich vom richtigen Weg abgebracht hat.«
Der Seminarleiter: »Denk bitte die nächsten Wochen darüber nach, wann das passiert sein könnte und was es ausgelöst hat. Wenn du den Auslöser gefunden hast, stellst du dir bitte in deiner Phantasie vor, wie dein Leben anders verlaufen wäre, wenn du damals deiner Seele treu geblieben wärest.«
Heiner: »Ich probiere es.«
Während sich die Seele und Heiner innig umarmen, geht das Symptom immer weiter weg.

Der Seminarleiter zu Heiner: »Ich gebe dir noch eine Hausaufgabe. Du suchst dir einen Edelstein oder einen kostbaren Gegenstand, der für dich die Seele verkörpert. Diesen Gegenstand legst du vor dem Schlafengehen an dein Bett zu den Hausschuhen. Morgens beim Wachwerden wirst du diesen wertvollen Gegenstand sehen, und dann kannst du deiner Seele sagen: ›Bitte führ mich durch den Tag!‹«
Heiner nickt: »Das werde ich tun.«
Der Seminarleiter: »Du hast bei mir schon einige Aufstellungen gemacht, aber das heute hier, das war die wichtigste von allen!«
Heiner: »Das ist mir völlig klar. Ich wusste schon vor dem Seminar, dass da etwas sehr Schwerwiegendes auf mich zukommt.«
Der Seminarleiter zu den Stellvertretern: »Danke, ihr könnt euch alle setzen.«

Heiner hatte vor dem Seminar schon gespürt, dass es dieses Mal »ernst« werden würde. Damit soll selbstverständlich nicht gesagt sein, dass eine »normale« Familienaufstellung nicht auch »tief« und »ernst« sein kann. Für Heiner war es ein Entwicklungsweg, um zu dieser Aufstellung der Seele gelangen zu können. Die vorherigen Aufstellungen haben ihn erst »weich geklopft« und innerlich bereit gemacht für etwas sehr Wichtiges.
Wenn man mehrere Aufstellungen im Laufe von einigen Jahren macht, kann man im Rückblick oft einen verborgenen »roten Faden« erkennen. Es ist kein Zufall, welches Thema man sich für seine erste Aufstellung wählt. Oft wird man unbemerkt später zu weiteren Themen geführt, wenn

man die früheren Aufstellungen integriert hat und auch in den erarbeiteten Lösungen geblieben ist.

Bei jedem Seminar geht es darum wahrzunehmen, was zum augenblicklichen Zeitpunkt »reif« ist. Was will meine Seele zum jetzigen Zeitpunkt angehen? Als Beispiel für den Entwicklungsweg durch verschiedene Aufstellungen im Laufe mehrerer Jahre möchte ich Daniels Geschichte erwähnen.

Als Daniel zum ersten Mal in eine Gruppe kam, explodierte er fast vor Hass. Er hasste seinen Vater. Noch während der Aufstellung beschimpfte er ihn so unflätig, dass ich abbrechen musste. Auch der Abbruch einer Aufstellung kann eine mächtige therapeutische Intervention sein. Nach einem halben Jahr schrieb mir Daniel, wie wütend er anfangs auf mich als Therapeut gewesen war. Einige Zeit später jedoch begann ein Umdenkungsprozess, und er spürte zarte Anfänge von Reue. So kam er also nach einem Jahr noch mal in eine Gruppe und löste sein Vaterproblem erfolgreich. Er versteht sich heute bestens mit seinem Vater!

In den darauffolgenden Jahren sah ich ihn zwei weitere Male in Gruppen: Einmal löste er einen beruflichen Knoten, und einmal arbeitete er seine gescheiterte erste Ehe auf. Sowohl privat wie auch beruflich war Daniel auf eine gute Bahn gekommen. Sechs Jahre nach der ersten Aufstellung geschah dann Folgendes: Daniel war beruflich so erfolgreich, dass er jetzt oft ins Ausland fliegen musste. Dabei entwickelte sich eine Flugangst, die so stark wurde, dass er daran dachte, seinen Beruf aufzugeben.

Daniel stellte seine Flugangst und sich auf. Innerhalb kürzester Zeit deckte die Aufstellung tabuisierte Nazi-Kriegsverbrechen im Stammbaum auf, die direkt mit der Flugangst verbunden waren.

Wer unerfahren mit Aufstellungen ist, könnte hier fragen: Warum hat nicht schon die erste oder eine der späteren Aufstellungen dieses wichtige Familienthema aufgezeigt? Die Antwort ist verblüffend einfach: Dieses Thema war damals noch nicht von der Seele »freigegeben«! Beginnt man schon in der ersten Grundschulklasse mit Aufsätzen? Nein! Man lernt erst die Buchstaben und dann das Schreiben allmählich komplexer werdender Texte! Hätte Daniel bereits damals diese heftige Konfrontation mit den Naziverbrechen erlebt, hätte es ihn umgeworfen. Er musste sich durch die Jahre erst dorthin entwickeln, bis das Thema »reif« wurde. Unsere jeweiligen Lebensumstände helfen uns in fast beängstigender Deutlichkeit, genau das aufzustellen, was gerade »dran« ist. Zum Zeitpunkt seiner ersten Aufstellung ging es für Daniel darum, Demut zu entwickeln – nicht mehr und nicht weniger!

»Ich stehe neben mir«: Jeanette

Jeanette fühlt sich von sich selbst abgespalten. Vor der Gruppe sagt sie: »Ich stehe oft neben mir, fühle mich entfremdet von mir. Oft ein bisschen depressiv …«
Nachdem das weitere Gespräch nichts Wesentliches ergeben hat, fragt der Seminarleiter: »Was machst du beruflich?«
Jeanette: »Ich bin Sekretärin. Aber ich mache viele Seminare über Schamanismus und Reiki[6] mit. Irgendwann später mache ich das vielleicht zu meinem Beruf.«
Der Seminarleiter: »Schamanen entscheiden sich nicht für ihre Aufgabe. Sie werden vom ›großen Geist‹ berufen – oft gegen ihren Willen!«

Jeanette (verzieht die Mundwinkel): »Ah ja …«
Der Seminarleiter: »Um noch mal auf dein eigentliches Problem zurückzukommen … Ich schlage vor, wir stellen nur mal dich auf und sehen dann weiter.«
Jeanette: »In Ordnung!«
Jeanette wählt eine Frau für sich und stellt sie auf. Die Aufgestellte wirkt völlig orientierungslos und blickt abwechselnd in verschiedene Richtungen.
Der Seminarleiter wählt eine weitere Frau aus der Gruppe aus und stellt sie drei Meter vor Jeanette hin. Er sagt jedoch nicht, um wen es sich handelt. Die neu Hinzugekommene dreht sich schnell weg von Jeanette und geht dann langsam in die Hocke.
Der Seminarleiter (zu der neu Hinzugekommenen): »Was ist passiert?«
Die neu aufgestellte Frau: »Sie will mich nicht! Sie will nichts von mir wissen. Da habe ich mich abgewandt. Es ist wirklich schade …«
Der Seminarleiter zu der auf dem Stuhl sitzenden Jeanette: »Weißt du, wer diese neue Frau ist?«
Jeanette: »Vermutlich irgendetwas Negatives!«
Der Seminarleiter (schüttelt den Kopf): »Nein, nein. Ganz im Gegenteil. Das ist deine Seele! Du hast dich von ihr abgewandt!«
Jeanette (unwirsch): »Das versteh ich nicht. Wo ich mich doch so für Esoterik interessiere.«
Der Seminarleiter: »Deine Seele scheint wohl eine Abneigung gegen Esoterik zu haben … Die Frage ist eher eine andere: Was kann hier helfen, um wieder auf die Seele zuzugehen?«
Er nimmt einen Mann aus der Gruppe und will ihn dazu-

stellen. Er führt ihn mit der Hand zur Aufstellung, und noch bevor er ihn losgelassen hat, steht die Seele sofort auf.
Der Seminarleiter zur Seele: »Was ist jetzt?«
Die Seele: »Dieser neue Mann da ist für Jeanette und mich die Rettung. Ohne den läuft gar nichts!«
Der Seminarleiter zur »richtigen« Jeanette: »Wen habe ich denn jetzt dazugestellt? Was glaubst du?«
Jeanette: »Keine Ahnung ... meinen Ehemann?«
Der Seminarleiter: »Nein, bei diesem Thema hier hat er nichts zu suchen. Nein, dieser Mann ist die Demut, tiefe Demut.«
Jeanette zieht die Augenbrauen hoch und schaut skeptisch auf das Aufstellungsbild.
Jeanettes Stellvertreterin schaut zur Seele und sagt: »Sie kann ja zu mir herkommen!«
Die Demut und die Seele schütteln gleichzeitig die Köpfe.
Die Seele: »Auf gar keinen Fall! Sie soll zu mir kommen, nicht umgekehrt. Und sie muss auch mit Demut kommen.«
Die Demut meldet sich auch zu Wort: »Sie ist anmaßend. Wenn sie mich ernst nimmt, können wir hier Bewegung reinbringen, vorher nicht.«
Jeanette: »Das geht im Moment nicht. Ich werde auf die beiden nicht zugehen. Zunächst brauche ich mal Zeit.«
Der Seminarleiter bedankt sich bei den drei Aufgestellten und bittet sie, sich zu setzen. Er erklärt der Gruppe eine interessante Parallele zwischen Eltern und Kindern einerseits und dem Erwachsenen und der Seele andererseits: Wenn Eltern oder die Seele verachtet werden, ist es an einem selbst, auf sie zuzugehen, nie umgekehrt. Dies hat mit der eindeutig festgelegten Rangfolge zu tun! Dann fragt er Jeanette, was sie über das Erlebte denkt.

Jeanette: »Ich fühle mich ganz gut mit meiner Seele. Ich glaube, meine Desorientierung hat ganz andere Ursachen. Vermutlich brauche ich noch einige Reikisitzungen. Mit Reiki stehe ich sowieso erst am Anfang.«
Der Seminarleiter: »Wie du meinst. Ich kann dir hier nur den Rat geben, dass du dich öfter in den nächsten Wochen diesen Schlussbildern der Aufstellung innerlich aussetzt und abwartest, was in dir geschieht. Du kannst mir gern in zwei bis drei Monaten eine E-Mail schreiben und mir mitteilen, wie es dir ergangen ist.«
Ohne dem Seminarleiter in die Augen zu schauen, nickt sie. Jeanettes Körpersprache hat schon angedeutet, dass sie sich nicht bei dem Seminarleiter melden würde. So war es dann auch. Nach meiner Erfahrung war in diesem Fall das innere Leid noch nicht groß genug, um in Demut den Weg zurück zur Seele zu gehen. Es fehlt noch der freie Wille zur Umkehr! Sofern Jeanette nicht mit diesem freien Willen eine grundsätzlich neue Entscheidung trifft, stehen die Chancen für erfolgreiches therapeutisches Arbeiten nicht gut. Noch so viele erfahrene Therapeuten werden bei Jeanette scheitern, sofern sie mit ihrem eigenen Willen nicht eine neue Entscheidung trifft.

Je länger eine Abspaltung von der Seele andauert und je tiefer sie ist, desto kränker kann man davon werden. Psychische Erkrankungen haben oft nicht nur familiensystemische Hintergründe, sondern auch mit einer vom freien Willen getroffenen Entscheidung zu tun: Bin ich bereit, mich etwas Größerem unterzuordnen, oder nicht? Zu diesem Größeren gehört auch die Seele.
Jeanette hatte in der Vergangenheit eine dreijährige Verhal-

tenstherapie und auch schon viele Familienaufstellungen bei verschiedenen Therapeuten zu den unterschiedlichsten Themen gemacht. Doch alles hat »nichts gebracht«, wie sie selbst im Laufe des Kurses in einer Seminarpause zwischen Mineralwasser und Keksen laut feststellte.
Wenn ich in der Vergangenheit mit solchen Klienten in einer Einzelsitzung nach den Ursachen forschte, kam meist dasselbe heraus: Der Klient war immer nur kurze Zeit in der erarbeiteten Lösung geblieben. Was hier hilft, habe ich bereits beschrieben. Die beste Psychotherapiemethode nutzt nichts, wenn jemand von innen heraus nicht »will«.

DIE HALTUNG ZU DEN ELTERN

Erst durch die Liebe der Eltern erhält eine Seele die Gelegenheit, sich mit einem menschlichen Körper zu verbinden. Einen menschlichen Körper zu »erhalten«, mit dem man sich entwickeln kann, ist keine Selbstverständlichkeit! Beispielsweise habe ich in Aufstellungen zum Thema »Abtreibungen« des Öfteren erlebt, dass das tote Kind erst unter bestimmten Bedingungen in Frieden gehen kann: Die Eltern werden aufgerufen zu würdigen, wie viel Aufwand und Anstrengung es für das Kind beziehungsweise die Seele bedeutet hat, in Tuchfühlung mit der befruchteten Eizelle der Mutter zu gelangen. Mit der Abtreibung wurden all diese intensiven Vorbereitungen der Seele des Kindes mit einem Schlag zunichtegemacht. Wenn die Seele zusammen mit dem menschlichen Körper durch die Geburt in das Leben auf der Erde eintritt, ist dies eine besondere Chance. Deswegen besteht die Einstellung der Seele zu den Eltern immer aus tiefer Dankbarkeit.

Dies gilt selbst für die »schlechtesten« aller Eltern, solche, die »alles falsch gemacht« haben. Wie weithin bekannt sein dürfte, gibt es ohnehin nirgends auf der Welt Väter oder Mütter, die »alles richtig gemacht« hätten. Gäbe es sie dennoch, müsste man angesichts ihrer Perfektion wohl Angst vor ihnen haben; sie würden uns unmenschlich erscheinen. Alles Menschliche ist nämlich mit Fehlern behaftet!

Das Geschenk des Lebens wird immer von der Seele gewürdigt, allen widrigen Schicksalsumständen zum Trotz. Deutlich wird das beispielsweise in Aufstellungen mit Adoptivkindern, die ihre leiblichen Eltern ja in der Regel nie erlebt haben. Oft konnte ich in solchen Aufstellungen sehen, welch schwere Familienschicksale Adoptivkinder für ihre biologischen Eltern in Liebe tragen – obwohl sie sie doch nie kennengelernt hatten! All dies macht deutlich, wie sehr die Seele dankbar ist dafür, dass sie sich mit einem menschlichen Körper verbinden konnte.
Im alltäglichen Umgang mit unseren Eltern sind uns all diese Hintergründe gar nicht bewusst. Viele fühlen sich einfach nur »genervt« von ihrem Vater oder ihrer Mutter oder sogar von ihnen verraten. Wenn man aber auf das Tieferliegende in der Familie schaut, können unsere Probleme oft recht schnell gelöst werden.

Die nun folgende erste Geschichte von Michelle hätte genauso gut in das Kapitel über »Mann und Frau« aufgenommen werden können, denn die Ausgangsfrage betrifft hier die Beziehungsfähigkeit. Doch diese Aufstellung macht ebenfalls anschaulich, wie intensiv unsere Entwicklung als Mensch mit der Achtung der eigenen Eltern verbunden ist. Und sie zeigt auch, wie unsere Seele sich von uns zu trennen beginnt, wenn wir unseren Eltern mit Arroganz begegnen.
Was an Heilendem in uns in Bewegung kommen kann, wenn wir ein tieferes Verständnis für Vater und Mutter entwickeln, zeigen die Aufstellungen von Marisa, Yvonne, Wolfgang und Gina.

»Ich könnte Mama eins in die Fresse hauen!«: Michelle

Michelle fragt sich, warum ihr Partner sie verlassen hat. Sie versteht es nicht. Darüber hinaus will sie jedoch wissen, warum »es mit den Männern einfach nicht klappen will«. Sie ist einverstanden, eine Frau aus der Gruppe für sich auszuwählen und einen Mann für den »Traummann«. Letzterer ist definiert als ein möglicher Partner, bei dem »alles stimmt« und der bereit für eine Beziehung ist.

Schon die Art und Weise des Aufstellens ist hier bemerkenswert: Michelle schubst die beiden ausgewählten Gruppenmitglieder so ruppig durch den Raum, dass der Seminarleiter sich zu der Bemerkung veranlasst sieht: »Michelle, das sind keine Obstkisten, das sind Menschen!« Michelle kneift nur die Augen zusammen und reagiert darauf nicht weiter.

Im Seminar befindet sich ein großer Vorhang an einer Fensterfront. Genau dorthin eilt Michelles Stellvertreterin und versteckt sich wie ein Teenager. Sie lacht, doch sie traut sich nicht, zu dem Traummann hinzuschauen.

Im nächsten Schritt werden nun die Eltern hinzugestellt. Sofort ist die Energie im Raum verändert. Michelle schaut ihre Mutter an und sagt: »Ich könnte ihr eins in die Fresse hauen!« Die Mutter ist sprachlos und sagt nichts. Der Vater legt schützend den Arm um seine Frau.

Der Seminarleiter wählt eine Frau aus der Gruppe aus und stellt sie auf. Der Seminarleiter sagt zu ihr: »Ich sage später, wen du darstellst. Spür einfach in dich hinein und überlass dich deinen Impulsen!«

Die neu Hinzugekommene wendet sich sofort der Mutter zu. Sie verbeugt sich demütig vor Michelles Mutter und legt sich dann sogar auf den Boden vor sie hin. Anschließend geht sie wieder in die Hocke und blickt dann zu Michelle: »Ich mach es für dich! Eigentlich musst du es tun! Ich zeig es nur.«

Diese Frau geht langsam rückwärts und entfernt sich. Nun kommt Bewegung in Michelle. Fünf Minuten lang kämpft sie mit sich und geht zentimeterweise auf die unbekannte Frau zu.

Michelle will die Frau umarmen, doch diese verweist auf die Mutter: »Dort ist deine Aufgabe. Ich unterstütze dich gern von hinten!«

Der Seminarleiter fragt Michelle auf ihrem Stuhl: »Was glaubst du, wen die Unbekannte darstellt?«

Michelle: »Vielleicht eine Großmutter?«

Der Seminarleiter: »Nein, es ist deine Seele. Siehst du, wie sie unter deinem arroganten Verhalten der Mutter gegenüber leidet?«

Michelle reagiert nicht auf diese Worte.

Michelles Stellvertreterin und die Seele gehen nun langsam auf die Mutter zu. Der Vater zuckt zusammen, als die Tochter näher kommt, und legt wieder den Arm schützend um die Mutter.

Der Seminarleiter zum Traummann: »Wie ist es eigentlich dir bislang ergangen?«

Der Traummann (seufzt): »Ach, ich habe hier bislang nicht die geringste Chance. Sie [Michelle] kann mich gar nicht sehen … In den letzten Sekunden allerdings bin ich etwas aus meinem Schlaf aufgewacht, nämlich in dem Moment, als Michelle auf ihre Mutter zuging. Vielleicht passiert da ja noch was! Das wäre gut!«

Michelle schaut vom Stuhlkreis aus derart missmutig auf

die Aufstellung, dass der Seminarleiter darauf verzichtet, sie zu fragen, ob sie in ihre eigene Rolle kommen möchte. Stattdessen schaut er auf ihre Stellvertreterin und fragt: »Und jetzt?«
Michelle: »Ich weiß nicht, ob ich es schaffen werde, auf die Mutter zuzugehen.«
Die Mutter (spontan): »Sie braucht viel Zeit!«
An dieser Stelle wird die Aufstellung beendet. Der Seminarleiter fragt Michelle, ob sie der Mutter einen Vorwurf macht und was sie zu alldem sagt. Michelle zuckt nur die Schultern.
Schließlich setzt sich der Seminarleiter neben Michelle und fragt sie, ob er ihr eine Hausaufgabe geben dürfe. Nachdem Michelle die Frage bejaht hat, sagt er: »Die nächsten vier bis sechs Monate atmest du bitte täglich für zehn Minuten jenes Aufstellungsbild ein, als du unendlich langsam auf deine Seele zugegangen bist. Am Ende der Übung schaust du dann noch kurz zur Mutter hin. – Und wenn tatsächlich etwas Besonderes in Bewegung gekommen ist, dann meldest du dich bitte bei mir wieder, zum Beispiel indem du mir eine E-Mail schreibst.«

Wer einen Elternteil verachtet, der traut sich in der Regel nicht, die Möglichkeiten des Lebens kraftvoll zu nutzen. Und was Paarbeziehungen betrifft: Um von Männern ernst genommen zu werden, ist es von Bedeutung, ob man mit seiner Mutter im Reinen ist. Für Männer gilt in Bezug auf die Väter dasselbe.
Wenn der Seminarleiter solche Übungen vorschlägt, vertraut er darauf, dass etwas im Ratsuchenden aufbricht. Von hier aus kann man dann meist weiterarbeiten, oft

in der Einzeltherapie. Dort können Kindheitstraumata oder anderes aufgearbeitet werden. Was in Michelles Fall jedoch passierte, weiß ich nicht. Sie hat sich nicht mehr gemeldet.

»Ich bin nicht mehr das Opfer«: Marisa

Marisa ist seit einiger Zeit wegen Depressionen in medizinischer Behandlung. Deswegen kam sie auch in eine Gruppe. Erst vor kurzem erfuhr sie, wer ihr biologischer Vater ist. Kennengelernt hat sie ihn jedoch noch nicht. Ihre Mutter hatte ein ähnliches Schicksal. Schwere Probleme hatte Marisa in Kindheit und Jugend mit dem Stiefvater, der ihr gegenüber oft brutal war. Vermutlich hat er nie erfahren, dass er nicht der tatsächliche Vater des Kindes war: Die Mutter war damals heimlich untreu gewesen. So gesehen war also auch er ein Opfer. Der leibliche Vater allerdings wusste wahrscheinlich von Marisas Existenz, hatte jedoch keine Kontakte geknüpft.

Es werden nun Vater, Mutter, Stiefvater und Marisa aufgestellt. Sofort sieht man, dass Marisa auf den Stiefvater nicht gut zu sprechen ist. Der Stiefvater sagt spontan: »Ich bin auch nur ein Opfer. Ich habe mich gerächt.«

Die Mutter schaut betroffen drein und meint: »Ich habe es mit Marisa so gemacht, wie es meine Eltern mit mir gemacht haben! Es tut mir leid.«

Der leibliche Vater schaut interessiert zu Marisa. Er kommt näher und legt ihr spontan die Hand auf die Schulter. Die beiden lächeln sich an.

Nun werden noch eine Stellvertreterin für eine ältere

Halbschwester (ein weiteres Kind des Vaters) und eine zweite ältere Halbschwester (durch Mutter und Stiefvater) hinzugestellt. Die drei Kinder nehmen sich an der Hand und bilden einen Kreis.
Der Seminarleiter: »Man sieht, dass hier die gute Kraft ist! Das ist der gute familiäre Platz für dich – bei deinen älteren Halbgeschwistern.«
Alle drei nicken. An dieser Stelle kommt Marisa an ihren Platz in der Aufstellung.
Der Seminarleiter: »Schau sie einfach an und atme ihr Wohlwollen ein.«
Die Schwestern strahlen, während Marisa einatmet.
Der Seminarleiter zu Marisa: »Schau deinen Vater, deine Mutter und deinen Stiefvater an und sag ihnen ›Danke‹ für alles, was sie dir gegeben haben. Sag ihnen, dass du den Rest allein schaffst!«
Marisa schüttelt den Kopf: »Nein, das kann ich nicht.«
Der Seminarleiter: »Dann mach es später einmal, zu einem Zeitpunkt, der sich gut anfühlt für dich! – Fehlt dir noch etwas in der Aufstellung, oder können wir es hierlassen?«
»Das ist gut so«, bestätigt Marisa.

Marisa schrieb mir einige Wochen nach dem Seminar: »Ich habe im Juni an einer Familienaufstellung bei Ihnen teilgenommen. Für mich ist an diesem Wochenende ein Knoten geplatzt. Ich bin so was von dankbar, dass ich es gar nicht in Worte fassen kann. Ich hätte es nie für möglich gehalten, dass die Last auf meinem Herzen so leicht werden kann. Ich hatte noch so viel Wut, Groll und Gedanken …
Meine Mutter habe ich verurteilt, weil sie das alles zugelassen hat. Seit vier Jahren habe ich immer wieder den

Kontakt zu ihr abgebrochen und konnte ihr nicht mehr in die Augen schauen und habe ihre Nähe nicht ertragen, sie bei Begegnungen auf Familienfesten im letzten Jahr völlig ignoriert und mich zum Richter gemacht. Ich habe es zugelassen, sie dafür büßen zu lassen, und habe ihr die Last der Schuld aufgedrückt. Letzte Woche war ich bei meiner Schwester zum Kaffee eingeladen, und sie war auch da. Ich habe ihr in die Augen geschaut und habe das Gefühl gehabt: Ich bin angekommen. Wir haben uns unterhalten, und ich habe dabei keinerlei Druck auf dem Herzen mehr gespürt und nicht mehr das Gefühl gehabt, ich muss sofort davonrennen. Das Gefühl, dass mein leiblicher Vater mich auch nicht will, hat sich ebenfalls einfach aufgelöst. Ich kann spüren, wie mir der Gedanke an ihn Kraft gibt und wie er mir die Hände auf die Schultern legt, auch wenn er im wirklichen Leben nicht an meiner Seite ist. Das ist schön.
Dann der ›Übeltäter‹ (Stiefvater): Ich habe in der Aufstellungsliteratur davon gelesen, dass es eine Versöhnung mit ihm geben kann. Der Gedanke war für mich so was von absurd, und ich habe mich immer gefragt, wie ich das machen soll. Im Moment ist es so, dass ich schon denke, ich bin völlig verrückt, weil ich ständig das Gefühl habe, ich will ihn in den Arm nehmen; und wenn ich es dann bildlich mache, bin ich glücklich, muss lächeln, und er gibt mir so viel Stärke und Kraft. Ich sehe mich zum ersten Mal seit langer Zeit nicht als Opfer und kann das Erlebte als Teil von mir selbst anschauen. Ich denke, es braucht alles noch viel Zeit, und manche Gefühle und Gedankenmuster, die sich über Jahre immer wieder wiederholt haben, können nicht über Nacht ganz verschwinden.«

»Ich kann die Eltern wieder in den Arm nehmen«: Yvonne

Wenn man Frieden gefunden hat mit seinen Eltern und den Verwandten, kann dies erstaunliche Folgen für alle Lebensbereiche haben. Yvonne hatte vor sieben Jahren eine dramatische Aufstellung. Wie sehr sie sich danach in ihrem Verhalten und in ihrem allgemeinen Lebensgefühl veränderte, beschrieb sie mir in einer E-Mail:

»... möchte ich dir berichten, wie stark und wie positiv die erste Aufstellung mein Leben verändert hat, die ich vor zirka sieben Jahren bei dir im Seminar gemacht habe. Lange schon wollte ich dir das gern mitteilen.

Im Herbst 2002 kam ich mit der Frage in dein Seminar, warum mein Vater mich nicht liebt. (Bevor ich kam, kannte ich die Frage nicht, aber als ich dann ›dran war‹, war sie klar.) Im Zentrum der Aufstellung stand dann meine von mir sehr geliebte Großmutter, die Mutter meines Vaters, die er verachtete. Sie war ein uneheliches Kind, Tochter einer Putzfrau und eines Studenten. Wegen des Standesunterschieds ließ der Student die Schwangere sitzen, wurde ein angesehener Justizbeamter, heiratete später standesgemäß und bekam drei weitere Töchter. Als die Russen in Ostpreußen einmarschierten, vergewaltigten sie die jugendlichen Töchter und die Ehefrau mehrfach, danach sollte die Familie getrennt nach Sibirien verschleppt werden. Daraufhin ging der Vater (mein Urgroßvater) mit der Familie in den Wald und erschoss die Frau, die Töchter und sich.

Meine Großmutter kannte die Geschichte genau, hatte ein Fotoalbum der Verwandten und Fotos ihrer Halb-

schwestern offen auf dem Schrank stehen, ohne ihnen je begegnet zu sein.
In der Aufstellung wurde meine persönliche Nähe zur Großmutter, ihren Schwestern und auch meine Liebe zum Urgroßvater (der in meiner Familie als Mörder gilt) sehr klar. Mir gelang es nach einigen Widerständen auch, mich vor dem Schicksal aller Beteiligten zu verneigen; und seitdem geht es mir gut! Ich habe das Gefühl, dass ich seit dieser Zeit die Sonne sehen kann, vorher habe ich häufig dunkle Wolken gesehen und mich oft ›trüb‹ gefühlt.
In meinem Leben sind seitdem höchst erstaunliche Dinge passiert: Mein spärlicher Freundeskreis hat sich beinah schlagartig erweitert. Besonders auffällig ist, dass nun auch mehrere nette Männer gute Freunde geworden sind. Kontakt mit Männern war mir bis dahin immer peinlich gewesen oder von Befangenheit und Scham geprägt. Mit männlichen und weiblichen Kollegen konnte ich überhaupt erst in Beziehung treten und mich im Beruf (ich arbeite bei einem privaten TV-Sender) viel offensiver, kreativer und mit mehr Verantwortung einbringen.
Am erstaunlichsten ist für mich: Ich wurde kurze Zeit nach der Aufstellung stark am Arbeitsplatz gefördert, und meine Fähigkeiten als Schauspielerin wurden allseits anerkannt. Meine Kollegen und auch Mitarbeiter des Senders schwärmen noch immer davon, wie charmant ich sei und wie sympathisch ich im Fernsehen wirke! Ausgerechnet ich! Das ist geradezu absurd, wenn ich daran denke, dass das vor der Aufstellung niemals möglich gewesen wäre – als ewig traurige graue Maus. Ich trug vorher tatsächlich fast nur Kleider in Grau, Schwarz oder Dunkelblau, danach begann ich mir bunte Kleider zu kaufen! Und ich finde

seitdem die Menschen, mit denen ich beruflich zu tun habe, tatsächlich nett und interessant. Vorher hätte ich Angst vor ihnen gehabt oder ihnen unterstellt, sie könnten mich nicht leiden. Da ich den Menschen nun freundlich begegnen kann, tun sie das mir gegenüber meistens auch, und das tut mir unglaublich gut!

Bei einem Klassentreffen einige Zeit nach der Aufstellung waren auch meine ehemaligen Mitschüler sehr verwundert, und eine Klassenkameradin sagte: ›Du siehst zwar noch so ähnlich aus wie damals, aber du bist es nicht mehr.‹ Ich hätte mich um 180 Grad gedreht. Ich denke, das stimmt.

Sogar das kühle Verhältnis zu meinen Eltern wurde herzlicher. Ich kann mich nicht erinnern, dass meine Eltern und ich uns während meiner Kindheit und Jugend jemals umarmt hätten. Seit dem ersten Tag nach der Aufstellung küsse ich meine Eltern, wenn ich sie treffe! Sie haben übrigens nie gefragt, warum, oder darüber gesprochen, aber ich sehe, dass sie sich darüber freuen.

Ich bin seitdem noch einige Male bei dir in Seminaren gewesen, unter anderem, um meinen Mann zu begleiten, und habe auch noch einmal eine andere Geschichte aufgestellt. Aber das einschneidendste Erlebnis war und bleibt diese erste Aufstellung, für die ich bis heute dankbar bin.

Etwa ein Jahr lang, schätze ich, waren mir die Halbschwestern meiner Großmutter und sie selbst extrem nah. Ich hatte manchmal das Gefühl, sie begleiteten mich beinah körperlich, gingen hinter mir, saßen hinter mir im Auto. Es war ein tolles Gefühl, diese geballte weibliche Gemeinschaft zu erleben! Mittlerweile sind sie jedoch irgendwie zur Ruhe gekommen, und wir haben auch ein bisschen mehr Abstand. Sie haben einen festen Platz in meinem

Herzen, aber sie haben mich auch so selbständig gemacht, dass ich sie nicht mehr so unmittelbar bei mir haben muss. Das gibt mir sehr viel Kraft und Stärke. Ich bin überzeugt, auch das ist ein Grund dafür, dass ich mittlerweile eine Führungskraft mit Verantwortung für mehrere Mitarbeiterinnen und Mitarbeiter geworden bin, die mir viel Wertschätzung entgegenbringen.
Ich bin froh, dass ich dir endlich einmal all das berichten konnte. Ich danke dir für diese wertvolle Arbeit und dafür, dass ich dadurch gelernt habe, das Leben freundlich zu sehen und sogar zu lieben.«

In meiner Antwort-E-Mail fragte ich Yvonne, ob sie mir die Zustimmung zum Abdruck ihrer Geschichte gibt, obwohl sie ja recht bekannt ist. Ihre souveräne Antwort spricht für sich: »Ich lege es zwar nicht darauf an, aber wenn doch irgendjemand meint, mich zu erkennen: Ich schäme mich nicht für meine Erfahrung mit der Familienaufstellung. Kleine Anekdote am Rande: Schlimmer, als in einer öffentlichen Sauna von nackten Menschen zugerufen zu bekommen: ›Sind Sie nicht vom Fernsehen?‹, kann es ja wohl nicht kommen! Und auch darüber kann ich mittlerweile lachen und lasse mir den Saunagenuss nicht verderben. (Vor der Aufstellung wäre ein Besuch in einer öffentlichen Sauna für mich absolut undenkbar gewesen!)«

Die Segnung durch die Eltern: Wolfgang

Wolfgang hatte eine Problem mit fremder Autorität und gleichzeitig eins mit seinem Vater. Eine Aufstellung zeigte, dass die Wurzeln dafür sehr weit zurückreichten. In der sechsten und siebten Generation der Ahnenreihe des Vaters war es zu einem schwerwiegenden Konflikt zwischen einem männlichen Ahnen und dessen Vater gekommen. Seit dieser Zeit, so die damalige Aufstellung, wurde das Problem regelmäßig an die nächste Generation weitergegeben.

Wolfgangs Erlebnisse nach der Aufstellung zeigen, dass die entscheidende Wirkung einer Aufstellung immer mit der dauernden Änderung der eigenen Haltung zusammenhängt. Die wunderbare, neue Begegnung und neue Wahrnehmung der eigenen Eltern und deren unerwartetes Verhalten Wolfgang gegenüber hat vor allem mit der neuen Einstellung des erwachsenen Kindes etwas zu tun. Außerdem wird hier noch deutlich, wie viele Jahre eine Aufstellung zuweilen in einem »arbeitet«. Für die Seele jedenfalls sind vier Jahre nur ein »Fingerschnippen«.

Vier Jahre nach einer Aufstellung schrieb Wolfgang: »… Ich möchte dir heute einen Brief schreiben, um dich an meinen Erlebnissen und den jüngsten Ereignissen bei mir teilhaben zu lassen. Vor etwa vier bis fünf Jahren hatte ich das erste Seminar bei dir, die erste Familienaufstellung überhaupt für mich, und ich stellte damals das Verhältnis zu meinem Vater auf.

Mir war diese erste Aufstellung etwas suspekt, gleichzeitig berührte sie mich sehr. Sie zeigte nämlich, dass in der Ahnenreihe meines Vaters in der sechsten und siebten

Generation vor mir offensichtlich ein schwerer Streit stattgefunden hatte, der bis heute wirkt und der auch sehr viel mit abgrundtiefer Verachtung zu tun hat … So hat mein Vater sehr hart von seinem Vater gesprochen, und ich selbst habe mich immer schwergetan, meinen Vater zu respektieren, geschweige denn zu achten. Wir hatten damals alle Männer in einer Reihe hintereinander aufgestellt – stellvertretend für die Generationen vor mir –, und ich verneigte mich vor meinem Vater und auch dieser Reihe von Männern. In diesem Moment spürte ich die Kraft, die von den Ahnen ausgeht. Doch es war nur ein kurzer Moment.

Einige weitere Aufstellungen schlossen sich in späteren Jahren an, und ich denke, ich konnte vieles aufarbeiten und in meinem Bewusstsein lösen.

Was ich dir jedoch mitteilen möchte, sind die Erlebnisse von heute! Seit einiger Zeit beschäftigt mich das Thema ›Abschied, Tod, Loslösung, Loslassen‹ und alles, was sonst damit zusammenhängt. Vor allem aber hatte ich das intensive Bedürfnis, mich von meinen Eltern zu verabschieden, mich von ihnen abzulösen. Mein Gefühl war das eines Mannes, der sich entschieden hat, in ein Kloster einzutreten. Um diesen Schritt zu tun, muss sich ein Mensch von allem Bisherigen lösen, sich von seinen Eltern, Geschwistern und Freunden verabschieden und sein altes Leben verlassen. Nur dann kann er den Schritt in dieses neue Leben vollziehen, kann sich ganz auf sein neues Dasein einlassen. Eine gute Freundin riet mir dazu, mich mit meinen Eltern zu treffen und ihnen dies zu sagen.

Es hat mich schon etwas Mut gekostet, meine Eltern anzurufen und mit ihnen einen Termin zu vereinbaren, ein ›Sechs-Augen-Gespräch‹ ohne Störung und Ablenkung.

Und als ich schließlich mit ihnen am Tisch saß, da wusste ich gar nicht mehr, was ich eigentlich sagen wollte. Ich versuchte ihnen mein Anliegen zu erklären, und zu meinem Erstaunen konnten beide verstehen, was ich sagte. Beide hatten entweder mit ihren Eltern oder mit den Schwiegereltern ebenfalls die Erfahrung gemacht, sich von ihnen abgrenzen und loslösen zu müssen. Nur hatten sie sich nicht getraut, die Konventionen zu durchbrechen und die unausgesprochenen Erwartungen zu ignorieren. Doch sie kannten das Gefühl, das eigene Leben leben zu wollen, den eigenen Weg gehen zu wollen. Und so hatten wir ein sehr, sehr gutes Gespräch, und meine Mutter meinte: ›Ich habe nichts dagegen, wenn du deinen Weg gehst.‹

Ich erwiderte: ›Für mich macht es schon einen Unterschied, ob ihr etwas dagegen habt oder … so wie es in der Bibel steht: ‚Die Eltern segneten ihn, dass er seinen Weg gehen konnte.'‹

Da stand meine Mutter auf, trat neben meinen Stuhl und legte ihre Hände auf meinen Kopf. Sie sagte: ›Ich segne dich und freue mich, wenn du deinen Weg gehst.‹

Auch mein Vater stand auf und stellte sich neben mich. Er legte seine Hände auf meinen Kopf und sagte: ›Ich segne dich und freue mich, wenn du deinen Weg gehst. Es ist für mich in Ordnung, wenn du das tust, was du für richtig hältst.‹

Ich musste weinen, als sie mich segneten. Und auch meine Eltern weinten. Als mein Vater mich segnete, spürte ich ein sehr, sehr intensives Gefühl in mir, in meinem Herzen wurde es glühend heiß, und etwas löste sich in mir. Nie hätte ich es für möglich gehalten, jemals so mit meinen Eltern reden zu können; und noch weniger konnte ich mir

vorstellen, dass meine Eltern zu einer solchen Handlung, zu einem solch kraftvollen Ritual fähig wären.
Meine Mutter ging und holte ein kleines silbernes Glücksamulett. Es hat weiche, abgerundete Kanten und schmiegt sich in die Hand, wenn man es hält. Es ist ein sehr ›weibliches‹ Amulett. Mutter meinte, dass sie es stets in schwierigen Lebenssituationen bei sich getragen habe. Es bedeutete ihr sehr viel, und sie wollte es mir jetzt geben.
Mein Vater sagte, er hätte auch etwas für mich: Er habe von seinem Vater ein Kreuz geerbt, mit dem dieser immer das Wetter gesegnet habe. Das machten früher viele Menschen auf dem Lande so! Und ich erinnere mich noch an meinen Großvater, wie er immer ein Kreuz in seiner Hosentasche trug und es bei verschiedenen Anlässen benutzte. Einmal war ich als Kind im Sommer dabei, als es zu regnen begann und schließlich anfing zu hageln. Die Hagelkörner drohten die Ernte zu vernichten. Da nahm mein Großvater das Kreuz, hob es zum Himmel und segnete das Gewitter. Er betete darum, dass der Hagel vorbeiziehen möge. Augenblicklich hörte es auf zu hageln! Für mich als Kind war das sehr beeindruckend! So betete er ein anderes Mal zu einem bestimmten Heiligen, ihn doch seine Geldbörse wiederfinden zu lassen, die er buchstäblich zwischen Heuhaufen und Gerümpel verloren hatte. Wir Kinder hatten vorher lange mit ihm gemeinsam danach gesucht, doch das Areal war einfach zu riesig … Nach dem Gebet stand er auf, ging zu der großen Scheune und kam nach einem kurzen Augenblick wieder mit seiner Geldbörse heraus! Damals war das für mich wie Zauberei! Ich hegte den Verdacht, mein Großvater würde das alles für uns Kinder inszenieren. Heute weiß ich, dass er weit von so etwas entfernt war.

Allein sein Gottvertrauen, sein tiefer Glaube befähigte ihn zu solchen Dingen.
Mein Vater jedenfalls holte dieses wichtige Kreuz hervor. Er gab es mir direkt in die Hand und weinte, denn ich vermute, es fiel ihm schwer, es herzugeben. Als er es mir überreichte, sagte er: ›Du wirst es schätzen, deine Geschwister würden es nicht schätzen. Nutze es!‹ Es berührte mich tief, dieses Symbol der Generationen übergeben zu bekommen, und sogleich fiel mir die Familienaufstellung ein, in der ich meine Ahnen aufgestellt hatte.
Jetzt weiß ich: Ich bin angekommen! Jetzt habe ich die Legitimation erhalten, von innen heraus zu leben! Jetzt habe ich das Recht, ganz auf dieser Erde zu sein, mich Mutter Erde zuzumuten, wie ich bin. Jetzt habe ich das Recht und vielleicht sogar die Pflicht, konsequent meinen Weg zu gehen. Endlich dürfen sich meine Potenziale, die ich schon lange in mir wahrnehme, entfalten und in die Materie kommen. Dir schreibe ich all das, weil ich glaube, das heute Erlebte ist das Ergebnis der damaligen Aufstellung von vor vier Jahren. Natürlich habe ich auch sonst viel an mir gearbeitet und auch andere Seminare besucht. Und die Ursache lässt sich nicht immer genau herausfinden. Dennoch glaube ich, im damaligen Seminar wurde der Grundstein für diese Entwicklung gelegt. Die Aufstellung hat die Weichen gestellt für Veränderungen bei mir, meinen Eltern und möglicherweise sogar bei bereits verstorbenen Ahnen.
… Mit diesem Brief möchte ich meine Dankbarkeit für die damalige Aufstellung zum Ausdruck bringen. Und vielleicht ist es dir ja auch ganz dienlich, wenn du ein Feedback erhältst …«

Wenn man sich richtig auf die Eltern einstellt, scheinen sie oft über sich hinauszuwachsen, so wie Wolfgangs Eltern: Spüren sie, dass es einem ernst ist, können sie sich sehr wohl in die Lage des erwachsen gewordenen Kindes hineinversetzen.

In den wenigsten Familien kann man sich den Segen der Eltern auf ähnliche Weise holen wie in Wolfgangs Familie. Seine Eltern und auch er als ihr Kind haben noch eine natürliche, von innen kommende Religiosität, die so etwas auf bewegende Art ermöglichte. Entscheidend ist jedoch nur, ob wir in der Seele den Segen unserer Eltern haben! In diesem Sinne können wir auch von beispielsweise atheistischen Eltern einen für uns (genauso!) kraftvollen Segen erhalten, nämlich ihr inneres Wohlwollen für unseren Weg. Familienaufstellungen führen uns auf einen solchen Weg, der uns die von den Eltern geschenkte Kraft überträgt.

Während Wolfgang die Segnung der Eltern erlebte, musste er weinen: Der Segen ist in der Tat eine spirituelle Kraft, die wir in unserem Herzen empfangen und die unser Herz öffnet. Diese erhaltene Kraft ist nicht allein für uns bestimmt, sondern wir sind aufgerufen, diese heilenden Kräfte in die Welt zu tragen.

Wolfgang hat den spirituellen Aspekt der Haltung zu den Eltern so wunderbar beschrieben, dass ich dem hier nichts mehr hinzuzufügen brauche. Auch seine zum Schluss geäußerte Vermutung, dass Aufstellungen ebenfalls auf die toten Ahnen wirken, teile ich nach all den Erfahrungen, die ich durch viele Jahre hindurch machen konnte. In meinem Buch *Wie der Tod dem Leben dient*[7] bin ich auf solche Grenzfragen und die Verstorbenen im Jenseits ausführlicher eingegangen.

»Hör auf mit diesem ›Sich-etwas-Vormachen‹!«: Gina

Gina hat den Eindruck, dass sie nicht glücklich sein kann. Außerdem fühlt sie sich in starkem Konflikt mit ihrer Herkunftsfamilie: »Ich kann mich nicht von ihr lösen, ich fühle mich von ihr behindert«, klagt sie. Dass es auch gesundheitliche Probleme gibt, die sie belasten, weiß ich zu diesem Zeitpunkt noch nicht. In einer Gruppenaufstellung wählt Gina Stellvertreter für sich und die Eltern; ihr Bruder wird nicht dazugestellt. Mutter und Tochter lächeln sich an. Doch der Vater schaut sehr düster drein. Schließlich beginnt er mit der rechten Hand zu zittern.

Der Seminarleiter zu Gina, die auf dem Stuhl sitzt: »Die Art und Weise des Zitterns bei deinem Vater zeigt, dass viel Täterenergie in ihm steckt. Weißt du Näheres über ihn und seine Familie, was das erklären könnte?«

Gina schaut eher desinteressiert drein und schüttelt den Kopf.

Ginas Stellvertreterin sagt spontan: »Neben der Mama geht's mir sehr gut! Das, was beim Papa ist, stört mich nicht, wenn ich nahe bei Mama bin.«

»Und wie geht es dir mit deinem Vater, wenn du ihn anschaust?«, fragt der Seminarleiter.

»Der juckt mich nicht …«, sagt Ginas Stellvertreterin.

»Verbeug dich mal vor ihm«, fordert der Seminarleiter sie auf.

Gina schüttelt den Kopf: »Lieber sterbe ich, als dass ich mich vor ihm verbeuge!«

Der Seminarleiter zu Gina: »Ist etwas Besonderes passiert zwischen euch?«

»Nein.«

Der Seminarleiter: »Willst du den Platz in deiner eigenen Rolle einnehmen?«
Gina nickt, steht auf und stellt sich an ihren Platz neben der Mutter, während die Stellvertreterin sich setzt. Grimmig schaut Gina zum Vater.
Der Seminarleiter zu Gina: »Verbeug dich vor ihm. Mach es langsam und mit Gefühl.«
Gina verbeugt sich zwar, aber man kann sehen, dass es nur deshalb geschieht, weil der Seminarleiter sie darum gebeten hat.
Der Vater schüttelt den Kopf: »So geht das nicht.«
Der Seminarleiter zu Gina: »Genau! – So nicht! Die Stellvertreterin hat schon gezeigt, wie schwierig es für dich ist, demütig zu sein. Entweder es kommt aus dem Herzen, oder man nimmt sich noch die Zeit, bis man es richtig machen kann.«
Gina hebt unschlüssig die Augenbrauen.
Der Seminarleiter blickt Gina an: »Du lässt dir Zeit und machst es im stillen Kämmerlein, wenn es von innen kommt – einverstanden?«
Fast hört man, wie Gina mit ihren Zähnen knirscht. Sie ringt sich ein gequetschtes »Ja« ab.
Der Seminarleiter: »Darf ich es an dieser Stelle lassen, oder hast du noch eine Frage zur Aufstellung?«
Gina schüttelt den Kopf.

Diese Aufstellung hat einige Parallelen zu jener, die dieses Kapitel einleitete (Michelle). Wie es bei Michelle weiterging, haben wir nie erfahren. In Ginas Fall gab es jedoch eine Rückmeldung.
Genau vier Jahre später schrieb Gina mir eine E-Mail:

»Hallo, Herr Schäfer, es ist schon einige Zeit her, genauer gesagt vier Jahre, dass ich bei Ihnen zur Familienaufstellung war. Momentan geht mir einiges durch den Kopf, was ich so gar nicht einordnen kann. Irgendwie kommt mir momentan auch sehr oft meine Aufstellung in den Sinn …
Ich versuche mal die wichtigen Ereignisse seit der Aufstellung zu schildern. Meine Frage war damals: Warum kann ich nicht glücklich sein? Wieso kann ich mich nicht von meiner Herkunftsfamilie lösen?
Das Bild war seinerzeit, dass mein Vater von der Familie abgewendet war und ich den besseren Platz bei meiner Mutter habe. Meine Stellvertreterin sollte sich vor meinem Vater verbeugen, konnte das aber nicht. Als ich daraufhin in meine Rolle kam, zwang ich mich dazu, mich zu verbeugen. Daraufhin haben Sie die Aufstellung abgebrochen. Für mich war das damals einfach nur brutal. Ich habe dann eine furchtbare Nacht erlebt, in der ich mich in einem Zustand befand, der weder Traum noch Wachen war (ich weiß bis heute nicht, was es war oder wie ich es beschreiben soll), und ich fühlte mich in der ganzen Länge meines Brustkorbs aufgerissen. Ich werde das Gefühl nie vergessen. Ich war am nächsten Morgen nah dran abzureisen, bin aber dann doch wieder zum zweiten Seminartag gekommen – zum Glück, denn ich war dann Stellvertreter in einer anderen Aufstellung, und das hat mir irgendwie Ruhe und Frieden vermittelt, obwohl ich immer noch nicht wirklich viel verstanden hatte.
Die Woche danach war sehr heftig für mich, ich schlief schlecht und ging viel allein wandern, bis ich auf einmal ganz sicher wusste, dass ich ein Gespräch mit meinen Eltern führen musste. Dieses war dann sehr gut, ziemlich kurz,

aber es kamen ganz klar die Tatsachen auf den Tisch, ohne Vorwürfe, was wohl das Entscheidende war und was ich ohne die Aufstellung nie so gekonnt hätte. Denn das war mein ganz klares Wissen/Empfinden nach der Aufstellung …: Das Verhalten meines Vaters hat ja nichts mit mir persönlich zu tun; ich bin nicht schuld daran, dass er sich mir nicht zuwenden kann. In den Jahren zuvor hatte ich häufig Phasen mit starken Rückenschmerzen, ich beschrieb sie immer wie folgt: ›Ich hab so starke Schmerzen, dass ich nicht die Kraft zum Aufrechtgehen habe.‹ Ich könnte mir vorstellen, es wundert Sie nicht, dass diese Schmerzen völlig verschwunden sind nach der Aufstellung! Für mich ist es bis heute einfach unglaublich!

Vor einigen Monaten wurde mir dann plötzlich klar, was dieses ›brutale‹ Abbrechen der Aufstellung für mich eigentlich bedeutete. Es war das ganz klare Signal: ›Hör auf mit diesem ‚Sich-etwas-Vormachen'! Steh zu dir selbst, zu dem, was du denkst und fühlst!‹ Ich war eigentlich immer der Außenseiter – sowohl in meiner Familie als auch in der Schule –, und so hab ich mir ein Verhaltensmuster zugelegt, in dem ich versuchte, es allen recht zu machen, möglichst wenig aufzufallen …«

Gina hat in der Zeit nach der Aufstellung begonnen, Verantwortung für sich selbst zu übernehmen! Die extrem billige Einstellung, die viele Menschen haben – »Meine Mitmenschen und die Umwelt allein sind an meinem Elend schuld!« –, hat sie endlich verabschiedet.

Wenn man in die richtige seelische Haltung geht, stellt sich nicht selten eine gesundheitliche Besserung selbst dann ein, wenn man gar nicht bewusst daran gearbeitet hat. Ginas

Rückenschmerzen jedenfalls hörten nach der Aufstellung auf.

Meiner Erfahrung nach haben Rückenschmerzen, die psychosomatisch bedingt sind, meist mit einer anstehenden Verbeugung, mit zu erlernender Demut zu tun. Diese Demut gilt meist Vater oder Mutter – oder abcr dem Partner. In manchen Fällen kann sie auch einem Vorgesetzten am Arbeitsplatz oder unserem Lebensschicksal gelten, wenn wir fanatisch dagegen ankämpfen.

MANN UND FRAU

Gibt es etwas Größeres und Schöneres als die Beziehung zwischen Mann und Frau? Diese Frage werden nur wenige verneinen. Gibt es aber auch etwas Leidvolleres als die Paarbeziehung?

Die wichtigste Fragestellung in einer Partnerschaft lautet meiner therapeutischen Erfahrung nach: Bin ich bereit, Verantwortung in einer Beziehung zu übernehmen? Und bin ich auch bereit, an mir selbst seelisch zu arbeiten, wenn es anstrengend wird? Dies ist so ziemlich das Gegenteil von der Spaßgesellschaft, die gewisse Medien uns vermitteln wollen. Wie viele junge Menschen haben denn einen Funken Ahnung, wovon bei der Beziehung zwischen Mann und Frau wirklich die Rede ist? Wenn zum Beispiel die eigenen Eltern an die Kinder keine grundlegenden Werte und Haltungen vermittelt haben, wird Partnerschaft von Beginn an nur als Konsumgut betrachtet, auf das man ein unwiderrufliches Anrecht zu haben glaubt.

Keine zwei anderen Faktoren zwingen den Menschen so stark, sich seelisch zu entwickeln, wie die Partnerschaft und später dann die eigenen Kinder. Nicht wenige Menschen wollen sich aber gar nicht entwickeln, weil Entwicklung immer auch mit Leid und Schmerz verbunden ist. Sie leben deshalb lieber allein, als sich diesem »Stress« auszusetzen. Man kann es sogar schaffen, sich dabei vorzulügen, man

fühle sich glücklich! Doch das Glück der Seele ist immer auch mit dem Wunsch nach Entwicklung verbunden.
Somit heißt das richtig verstandene Ja zur Partnerschaft auch Ja zu schmerzhaften Erfahrungen. Was ich in Beziehungen erlebe, hilft mir, mich seelisch zu entwickeln. Kann ich zugestehen, dass die meisten wichtigen schmerzhaften Erlebnisse meines Lebens, auch die Beziehungserlebnisse, unerlöste Probleme meiner selbst sind, die ich lösen kann? Wenn ich endlich aufhöre, schlimme Erlebnisse nur als dumme Zufälle abzutun und alle Schuld für Probleme meiner Umwelt und den Mitmenschen zuzuschieben, dann kann Entwicklung beginnen, die diesen Namen verdient. Den Anfang bildet dabei stets die Bereitschaft, Selbstverantwortung zu übernehmen.
Die gelungene Paarbeziehung ist immer ein Stück harter Arbeit, auch wenn uns das gar nicht gefällt und dies allen romantischen Vorstellungen widerspricht. Geduld mit dem anderen, Arbeit an sich selbst und Opferbereitschaft stehen heute zwar nicht hoch im Kurs, dennoch sind sie für das Gelingen von Paarbeziehungen unverzichtbar. Jeder Mensch braucht Zeit, um problematische Verhaltensmuster in der Partnerschaft aufzulösen. Manch einer aber verlässt lieber seine jetzige Beziehung, als sich diesem mühevollen Alltag zu stellen. Doch bevor man sich endgültig trennt, sollte man sich immer der Zustimmung seiner Seele versichern! Will meine Seele, dass ich diesen Mann, diese Frau wirklich verlasse? Einige praktische Übungen für Menschen, die an einem solchen Wendepunkt stehen, finden sich im letzten Kapitel dieses Buches.
Meiner Beobachtung in der therapeutischen Praxis nach verlassen viel zu viele Männer und Frauen ihre Beziehungen

leichtfertig. Bei den meisten Menschen ist es eher umgekehrt wie im weiter unten folgenden Fall von Vincent, der trotz des Willens seiner Seele die Ehefrau zunächst nicht loslassen konnte. Oft sind die Klienten wie vom Donner gerührt, wenn ich auf das Aufstellungsbild deute und sage: »Siehst du, wie viel Liebe zwischen euch noch vorhanden ist? Du hast dich getrennt, obwohl es noch gar nicht zu Ende war. Für die Seele war es noch nicht vorbei!«

Ein solch lockeres Beziehungsverständnis verhindert regelmäßig neues Liebesglück! Die Seele stimmt nämlich diesen leichtfertigen Trennungen nie zu. Sie gibt erst dann wieder grünes Licht für eine erfüllende neue Beziehung, wenn man dem Schmerz und der Reue über das Vorgefallene Raum gibt. Damit es erst gar nicht so weit kommt, stelle ich bei Trennungsaufstellungen meist die Seele dazu. Dann wird sichtbar, ob die Seele einer Scheidung beziehungsweise einem Ende der Partnerschaft zustimmt oder nicht.

So war auch die Vorgehensweise bei Doris und Bernhard, die eine Patchworkfamilie gründen wollten, sich aber dann doch überlegten, lieber getrennte Wege zu gehen. In solchen neu gegründeten großen Familien ist es besonders wichtig, dass die Erwachsenen ihren Egoismus überwinden und bereit sind, eine Kultur des Dienens zu entwickeln: Was hilft unserer neuen Gemeinschaft? Bin ich bereit, mich freiwillig auch für die Kinder des anderen einzusetzen? Oder schaue ich nur auf meine eigenen und deren Entwicklung? Kann ich auch persönliche Opfer bringen? Oder denke ich nur an meine Vorteile? Bin ich bereit, dem anderen Zeit einzuräumen? Kann ich den Partner nehmen, wie er ist, oder will ich ihn noch verändern? Auch diese Fragen gehören zum Kern von Beziehungsfähigkeit, mit dem Edeltraud und Heribert konfrontiert wurden. In der Geschichte von Erwin geht es zusätzlich noch um folgende Fragen: Aus welchem Motiv heirate ich eine Frau? Was ist zu tun, wenn mein Motiv eben nicht das einzig vertretbare ist: Liebe?

Es ist nicht selbstverständlich, ein ganzes Erwachsenenleben oder auch »nur« zwei Jahrzehnte mit ein und demselben Partner zu verbringen – und dazu noch dabei glücklich zu sein! Ein Partner kann durch eine lebensgefährliche Krankheit sterben, er kann tödlich verunglücken oder beispielsweise so schwer psychisch erkranken, dass eine »normale« Paarbeziehung nicht mehr zu leben ist. All solche Entwicklungen haben auch mit »Schicksal« zu tun.

Stabile, lang andauernde, glückliche Beziehungen sind nicht ausschließlich Folge unseres Willens, unserer Entscheidung für diesen einen Menschen, sondern sie sind auch ein Geschenk an uns! Ein Geschenk, dessen Hintergründe wir nicht verstehen. Die Haltung der Seele zu solch einem Geschenk besteht aus Dankbarkeit, so wie die Seele im Allgemeinen aus Dankbarkeit besteht: Dankbarkeit für unser tägliches Essen, für die Luft, die wir atmen, die Sonne, die auf uns scheint, für die Nähe unseres Partners … Leider klingt das für die meisten Menschen trivial und naiv. Doch unser Alltag und unsere Paarbeziehung würden sich allein schon dadurch positiv verändern, wenn wir täglich innerlich für das dankten, was wir regelmäßig genießen beziehungsweise überhaupt in Anspruch nehmen.

Dabei ist es sinnvoll, nicht nur für gegenwärtiges Glück in der Beziehung dankbar zu sein, sondern auch für erlebtes Glück in der Vergangenheit und sogar für erlebtes Leid! Gerade das Leiden in der Beziehung kann im Nachhinein ein großes Geschenk sein, wenn wir etwas daraus gelernt haben, was in einer späteren Partnerschaft positiv zum Tragen kommt. Was es für Folgen haben kann, auch für das Leiden dankbar zu sein, zeigt uns die Erfahrung von Kathrin.

Leider kommt es auch vor, dass Männer oder Frauen ihr Leiden in der Ehe unnötig verlängern, statt einen Schlussstrich zu ziehen. Sie quälen sich aus falsch verstandener Liebe, so wie Senta mit ihrem Mann Maurice, den sie jetzt nach der Scheidung ein zweites Mal heiraten will. Sie hat noch nicht erkannt, dass es keinen Sinn macht, dem anderen dessen Probleme abzunehmen.

Eine andere wichtige Frage zum Thema »Beziehungsfähigkeit« lautet: Kann ich mich selbst achten und annehmen, so wie ich bin? Wer diese Frage mit Nein beantwortet oder sich selbst sogar zutiefst ablehnt, kann in einer Partnerschaft nicht glücklich werden. Hier hilft oft nur eine intensive Einzeltherapie weiter. Aber auch das Aufstellen der Herkunftsfamilie kann helfen, sich selbst besser anzunehmen. Von der Selbstachtung und dem Annehmen der eigenen Person erzählt uns Magdalenas Aufstellung.

Wer die Frage nach der Selbstachtung mit Ja beantwortet, kann sich als Nächstes fragen: Bin ich bereit, mich durch eine Partnerschaft auch verletzen zu lassen? Kann ich dem anderen immer wieder verzeihen, so wie auch er mir (hoffentlich) verzeiht? Bin ich ebenfalls bereit, mich durch die Erfahrungen mit dem Partner seelisch weiterzuentwickeln und mir meinen eigenen »Schatten« zeigen zu lassen? Wer dazu nicht willens ist, der kann ebenfalls in einer Beziehung nicht glücklich werden. Hiervon berichten die miteinander verwandten Geschichten von Letizia und Cornelia.

Krisen, auch schlimme Krisen, gehören fast notwendig zur Paarbeziehung. Wenn der Haussegen immer öfter schiefhängt, ist es wichtig, auf die Abwärtsspirale zu achten. Falls keiner nachgibt und keiner zur Versöhnung bereit ist, wird der Abwärtssog nicht zu stoppen sein. Ist aber ein Neuanfang schon beschlossene Sache, sollten beide möglichst eine Weile über die Konfliktpunkte nicht sprechen, damit der normale Umgangston wieder eine Chance erhält.

Noch etwas sehr Wichtiges: Jede Liebe will »gepflegt« werden, und zwar regelmäßig! Wie man das macht, erzählt beispielsweise das Buch *Die fünf Sprachen der Liebe* des Paarberaters Gary Chapman.[8] Wenn die Liebe gepflegt wird, kann das nicht passieren, was in einem Seminar ein Ehemann von sich gab. Er sagte freimütig bei einer Aufstellung zu seiner Frau: »In 42 Ehejahren habe ich nur viermal ›Ich liebe dich‹ zu dir gesagt. Ich glaube, das war etwas zu wenig.« Seine Frau schaute auf und antwortete nur trocken: »Allerdings!«

Männer hängen ja nicht selten der irrigen Auffassung an, Beziehungsprobleme mit »gutem Sex« lösen zu können. Der Kauf und die Anwendung von Kamasutra-Büchern und »Stellungsratgebern« erweist sich aber recht schnell als Sackgasse. Von Leidenschaft allein werden unsere Partnerschaften nicht getragen und geheilt. Wären doch viele im Dienen für ihre Familien und im Kämpfen für ihren Partner so leidenschaftlich wie im Bett! Die erste der hier folgenden Paargeschichten, Doris und Bernhard, soll Mut machen, engagiert für die eigene Beziehung zu kämpfen!

»Gibt es noch Hoffnung?«: Doris und Bernhard

Doris und Bernhard wohnen in Südtirol. Sie haben sich etwas sehr Schweres vorgenommen: Beide haben Kinder aus einer früheren Beziehung, und sie wollen eine Patchworkfamilie gründen. Zu einem früheren Zeitpunkt haben sie schon einmal eine Aufstellung dazu gemacht.

Das Zusammenziehen gestaltete sich jedoch schwierig, weil es eine Reihe von Punkten gab, bei denen sie sich bislang nicht einigen konnten. Auch in beruflicher Hinsicht hatte es Konflikte gegeben. Seelische Krisen und heftige Streitereien folgten. Irgendwann hatte Doris die Notbremse gezogen: Zwei Wochen vor dem Aufstellungsseminar, zu dem sie beide angemeldet waren, hat sie sich von ihm getrennt. Dennoch sind beide gemeinsam zum Seminar gekommen. Doris ist sich durchaus bewusst, dass man eine Beziehung nicht leichtfertig beenden darf.

Bernhard im Seminar: »Ich bin innerlich durch viele Krisen gegangen, ich habe Fehler gemacht, doch jetzt möchte ich es besser machen. Auch in der Ortsfrage werden wir eine Lösung finden. Und meine innere Kraft ist auch wieder am Kommen.« Bernhard bekommt feuchte Augen: »Doris hat sich zwar getrennt von mir, aber ich liebe sie noch immer. Ich hoffe, wir können doch noch zusammenkommen.«

Doris sitzt relativ »cool« auf ihrem Stuhl und sagt: »Irgendwie ging es nicht mehr ... Mein Eindruck ist, Bernhard hat sich nicht für mich entschieden. Unsere Gespräche sind irgendwann eingetrocknet, es wurde so unlebendig, so leblos.«

Der Seminarleiter: »Und was stelle ich jetzt für euch auf?«

Bernhard: »Gibt es doch noch Hoffnung?«

Doris nickt dazu.
Beide wählen jeweils einen Stellvertreter für sich. Bernhard stellt sie auf. Die Mimik der Stellvertreter spricht Bände: Er schaut hoffnungsvoll auf sie, während sie ihre Stirn zusammenzieht und sich langsam nach hinten entfernt. Der Seminarleiter wählt aus der Gruppe eine Frau (Doris' Seele) und stellt sie anonym Doris in den Rücken, dann einen Mann (Bernhards Seele), den er ebenfalls ohne Kommentar Bernhard in den Rücken stellt.
Zwischen Bernhard und dem Mann hinter ihm scheint eine gute Verbindung zu bestehen. Der »fremde« Mann sagt: »Wir verstehen uns gut. Ich gebe ihm Kraft.« Bei Doris ist es anders. Die Frau hinter ihr entfernt sich einige Schritte von ihr und macht einen irritierten Eindruck. Der Seminarleiter wählt einen weiteren Mann und stellt ihn drei Meter neben Doris und eine weitere Frau, die er drei Meter neben Bernhard stellt.
Bernhard würdigt die Dazugekommene keines Blickes. Sie ist für ihn nicht im mindesten interessant. Doris jedoch schaut interessiert zu dem neu hinzugekommenen Mann. Als Doris' Seele das sieht, erschrickt sie. Sofort beeilt sie sich, sich zwischen den fremden Mann und Doris zu stellen. Sie breitet zur Abschirmung sogar ein wenig die Arme aus. Anscheinend will die Seele um jeden Preis verhindern, dass die beiden sich näher kommen.
An dieser Stelle fragt der Seminarleiter Doris, wer denn ihrer Meinung nach diese eifrige Dame sei, die sie vor dem Mann abschirme. Doris: »Ist das meine Seele?«
Der Seminarleiter: »Ja, das ist deine Seele. Im Gegensatz zu dir hat sie Bernhard noch nicht aufgegeben. Sie will verhindern, dass du einem neuen Mann in die Arme läufst. – Der

da hinten [der Seminarleiter deutet auf den zuletzt dazugestellten Mann] ist nämlich ein möglicher neuer Partner, während die andere Frau, die Bernhard überhaupt nicht in den Blick nimmt, eine neue mögliche Partnerin für ihn darstellt.«

Doris bekommt feuchte Augen. Doris' Stellvertreterin im Aufstellungsbild wirkt unruhig.

Der Seminarleiter zu Doris' Seele: »Leg ihr mal von hinten die Hände auf die Schultern.«

Nach einigen Sekunden sagt Doris: »Unglaublich ... ich spüre viel mehr Kraft. Ich habe mich vorher so unsicher gefühlt, so überfordert von allem.«

Doris auf dem Stuhl nickt heftig dazu und sagt: »Ja, mir wurde das alles zu viel, so anstrengend ...«

Der Seminarleiter lässt die »richtige« Doris aufstehen und der Seele in die Augen schauen: »Sag ihr: ›Ich schaue jetzt mehr auf dich! Zeig mir meinen Weg in der Partnerschaft!‹«

Doris macht es und wirkt entspannter. Dann setzt sie sich wieder.

Der Seminarleiter: »Wir alle sehen zu viele Hollywoodfilme. Partnerschaft ist nicht nur, verträumt Händchen zu halten und Eis zu essen. Partnerschaft ist ebenso die Bereitschaft, an sich zu arbeiten, Geduld aufzubringen und trotz gegenseitiger Verletzung dem anderen immer wieder eine Chance zu geben. Dazu gehört auch, dass man sich gegenseitig alles verzeiht, was man sich jemals angetan hat.«

Doris' Seele hat parallel zu diesen Worten heftig genickt.

Doris auf ihrem Stuhl: »Ich hatte Angst, ich dachte, es überfordert mich restlos. Ich habe mich nicht mehr getraut.«

Bernhard sitzt neben ihr auf dem Stuhl. Man sieht Tränen in seinen Augen.

In der Aufstellung schaut Bernhard lächelnd zu Doris. Er streckt die Arme nach ihr aus und sagt: »Komm!«
Wie in Zeitlupe gehen die beiden nun aufeinander zu, die jeweiligen Seelen folgen den beiden. Der Seminarleiter lässt Bernhard sagen: »Es gibt noch eine Chance für uns!«
Doris nickt und sagt ihm dasselbe. Nun wendet sich der Seminarleiter dem »richtigen« Paar auf den Stühlen zu: »Schaut euch bitte in die Augen. Bernhard sagt nun zu dir denselben Satz wie gerade sein Stellvertreter. Und dann sagst du, Doris, diesen Satz zu ihm.«
Weinend sprechen die beiden den Satz und umarmen sich dann. Im Augenwinkel sieht der Seminarleiter eine starke Bewegung im Aufstellungsfeld und dreht sich um: Die Seelen der beiden waren offensichtlich gleichzeitig aufeinander zugegangen und halten sich nun eng umschlungen im Arm. Der Seminarleiter lächelt und zeigt Bernhard und Doris, was ihre Seelen da gerade tun. Sie lächeln beide und sind berührt von diesem Bild. Doris' Stellvertreterin steht neben ihrer Seele und will etwas sagen.
Der Seminarleiter: »Ja?«
Doris' Stellvertreterin: »Während sich das ›richtige‹ Paar gerade diesen Satz gesagt hat, ist hier im Aufstellungsfeld extrem viel Energie freigesetzt worden, wie eine Welle. Ich habe das Gefühl, als sei eine zentnerschwere Last von mir weggenommen worden. Ich fühle mich nicht mehr so ängstlich, viel freier ...«
Der Seminarleiter zu Doris und Bernhard (auf den Stühlen): »Schaut euch dieses Bild an und prägt es euch ein. Die Seelen zeigen euch, was noch möglich ist. – Darf ich es hier für euch lassen?«
Beide nicken erleichtert.

Geduld mit dem anderen, Arbeit an sich selbst und Opferbereitschaft stehen heutzutage zwar nicht hoch im Kurs, dennoch sind sie für das Gelingen von Paarbeziehungen unverzichtbar. Es lohnt sich, leidenschaftlich für die Partnerschaft zu kämpfen! Manch einer verlässt jedoch lieber seine gegenwärtige Beziehung, als sich dem mühevollen Alltagsgeschehen zu stellen. Doch bevor man sich endgültig trennt, sollte man sich immer der Zustimmung seiner Seele versichern! (Während ich diese Zeilen schreibe, sechzehn Monate nach der Aufstellung, sind Bernhard und Doris noch immer zusammen.)
Nicht nur von Opferbereitschaft spricht unsere nächste Geschichte, sondern auch davon, ob ich bereit bin, dem anderen auf gleicher Augenhöhe zu begegnen, und ihn nehmen kann, wie er ist.

»So viel Zeit kann ich ihm nicht mehr geben!«: Edeltraud und Heribert

Edeltraud und Heribert sind schon viele Jahre kinderlos verheiratet. Seit einiger Zeit trägt sich Edeltraud mit dem Gedanken, sich von ihrem Mann zu trennen. Heribert habe einige »Laster« mit in die Ehe gebracht. So sei er beispielsweise starker Raucher gewesen, doch ihr zuliebe habe er das Rauchen schließlich aufgegeben. Aber noch immer habe er einige Angewohnheiten, die sie an ihm störten. Heribert sei zwar bereit, sich mit seinen Problemen auseinanderzusetzen, doch Edeltraud gehe es nicht schnell genug. Sie meint, sie habe jetzt »lange genug gewartet«.
In der Vergangenheit hat sich Edeltraud ihrem Mann

gegenüber oft in die Mutterrolle begeben. Daraus ist jedoch nicht nur Schlechtes erwachsen, sondern auch Gutes. Ohne Edeltraud wäre Heribert sicher immer noch stark nikotinabhängig. Doch die Paarbeziehung leidet, wenn einer von zweien sich stets größer macht als der andere.

Beide stellen in einer Gruppe ihre Ehe auf. Man sieht sofort, dass die Liebe zwischen den beiden fließt. Doch der Mann strahlt die Frau mehr an als umgekehrt! Nach einer Weile geht Edeltraud einen Schritt von Heribert fort. Edeltraud und Heribert nehmen nun ihre eigenen Rollen ein. Das Bild bleibt dasselbe. Heribert ist stark auf seine Frau hin ausgerichtet, doch diese drückt in ihrem Blick einen Vorbehalt aus.

Der Seminarleiter zu Edeltraud: »Wie geht es dir mit ihm?«

Edeltraud: »Ich liebe ihn schon, aber so viel Zeit, wie er braucht, kann ich ihm nicht mehr geben.«

Heriberts Blick drückt Betroffenheit aus.

Der Seminarleiter zu Edeltraud: »Schau ihm in die Augen und sag ihm: ›Es tut mir leid, dass ich mich oft größer gemacht habe als du.‹«

Edeltraud kann es sagen. Sie ist sich bewusst, dass ihr Verhalten Heribert kleiner gemacht hat.

Der Seminarleiter zu Edeltraud: »Schau Heribert in die Augen: Kannst du ihn so nehmen, wie er ist, oder nicht?«

Man sieht, wie Edeltraud mit sich kämpft. Nach einer Weile schüttelt sie den Kopf und drückt sich verschämt eine Träne weg.

Heribert sagt: »Schade!«

Der Seminarleiter prüft, ob jetzt weitere Schritte anstehen, doch dann bittet er alle, sich wieder auf die Stühle zu setzen. Aufstellungen sollen niemandem eine Entscheidung abnehmen, sondern sie zeigen seelische Bilder, die mit dem Betreffenden arbeiten. Wenn man sich den Bildern innerlich aussetzt, kommt oft Unerwartetes in Gang.

Ein Kontakt nach einem knappen Jahr ergab, dass die beiden zusammengeblieben sind. Mittlerweile sind drei weitere Jahre vergangen. Daran anschließend haben beide noch andere Themen in Seminaren aufgestellt. Heute, knapp vier Jahre nach dieser Aufstellung, sind Edeltraud und Heribert immer noch ein Paar.
Bei Edeltraud und Heribert geht es um Toleranz und darum, ob ich den anderen so nehmen kann, wie er ist. Wenn man den Partner noch »erziehen« will, ihm bestimmte Verhaltensweisen abgewöhnen will, begegnet man ihm nicht mehr auf gleicher Ebene. Man verhält sich ihm gegenüber wie ein Vater oder eine Mutter.
Immer dann, wenn wir dem Partner als »Elternteil« gegenübertreten, geht die Mann-Frau-Spannung verloren. Dies ist nicht nur im allgemeinen Sinne gemeint – auch die wichtige sexuelle Spannung zwischen Mann und Frau verschwindet, wenn einer versucht, sich über den anderen zu stellen. Sexuelle Probleme lassen sich oft allein dadurch lösen, dass man bewusst wieder auf Augenhöhe in Kontakt tritt.[9]
Bei »Vincent«, unserem nächsten Beispiel, zeigt die Seele in Hinblick auf eine mögliche Trennung etwas ganz anderes auf als bei Doris und Bernhard und auch bei Edeltraud und Heribert. In diesem Falle riet die Seele vom »Kämpfen« für die Beziehung ab!

»Ich liebe sie noch zu sehr!«: Vincent

Gerade in Partnerschaftsfragen besteht die richtige Haltung darin, sich selbst genug Zeit einzuräumen. Dies gilt sowohl hinsichtlich der eigenen Geduld mit dem Partner als auch der Geduld mit sich selbst, wenn man sich wider besseres Wissen noch nicht trennen kann.

Vincent ist in die Gruppe gekommen, um sein Paarproblem aufzustellen. In seiner langjährigen Ehe war er schon einmal von seiner Frau getrennt gewesen. Ein halbes Jahr zuvor sind die beiden jedoch erneut zusammengezogen.

Vincent: »Irgendetwas steht massiv zwischen uns. Warum ist es so schwer? Wenn es an mir liegt, möchte ich es lösen.«

Vincent wählt Stellvertreter für sich und Ruth, die Ehefrau. Das sich ergebende Bild spricht Bände: Die Frau schaut wie hypnotisiert auf einen Punkt am Boden, während Vincent ergebnislos versucht, mit den Augen Kontakt zu ihr aufzunehmen.

Der Seminarleiter: »Deine Frau schaut auf ein Grab. Du kannst ihr mit nüchternen Worten diese Aufstellung erzählen, so dass sie sich ihrem Schweren stellen kann. Aufstellen und lösen können wir es aus ethischen Gründen nicht. Das darf nur sie selbst!«

Vincent nickt.

Der Seminarleiter sucht eine Frau aus der Gruppe aus und stellt sie Ruth in den Rücken, doch er sagt nicht, für wen sie steht. Vincent strahlt jetzt diese andere Frau an und will zu ihr hin.

Der Seminarleiter: »Genau das habe ich befürchtet! Sie steht für das Schwere aus Ruths Herkunftsfamilie. Du

darfst es ihr aber nicht abnehmen – auch wenn du sie sehr liebst und es gern machen möchtest.«
Vincent macht einen betroffenen Gesichtsausdruck. Dann sagt er: »Sie wird sich dem Schweren nicht stellen! Sie lehnt Aufstellungen und seelisches Arbeiten an sich prinzipiell ab.«
Auf Vorgabe des Seminarleiters sagt Vincents Stellvertreter zu Ruth: »Ich achte dein Schweres – in Liebe. Ich schaue auf mich.«
Der Seminarleiter zu Vincent:
»Während dein Stellvertreter spricht, kannst du innerlich seine Sätze mitsprechen.«
Der Seminarleiter wählt eine weitere Frau aus dem Publikum aus und stellt sie drei Meter entfernt von Vincent auf. Die Frau beginnt Vincent verliebt anzuschauen. Vincent blickt zu seiner Ehefrau.
Der Seminarleiter: »Die neue Frau steht für eine mögliche neue Partnerin von Vincent.«
Ruth: »Ja, genau [wendet sich zu Vincent]: Trau dich. Geh zu ihr! Mit mir kannst du nämlich nicht glücklich werden. – Lass mich los!«
Vincent: »Sie hat recht. Aber es geht noch nicht. Ich kann sie noch nicht loslassen.«
Der Seminarleiter zu Vincent, der auf dem Stuhl sitzt: »Was sagst du zu den Sätzen deines Stellvertreters?«
Vincent: »Ja, ich denke, das stimmt so. Ich liebe Ruth noch zu sehr.«
Der Seminarleiter zu Vincent und zur ganzen Gruppe: »Keinesfalls darf man unmittelbar nach Aufstellungen wichtige Lebensentscheidungen treffen. Die Bilder müssen sich innerlich setzen, um sanft wirken zu können. [An Vin-

cent gewandt:] Du darfst dich erst dann trennen, wenn der Impuls wirklich aus deinem Herzen kommt.«
Vincent seufzt: »Ja.«

Knapp drei Jahre nach dieser Aufstellung schrieb mir Vincent: »Nach ungefähr zwei Jahren [nach der Aufstellung] haben Ruth und ich uns getrennt. Wir sind zwar noch verheiratet, aber wenn die Zeit reif ist, werden wir auch vor dem Gesetz die Trennung besiegeln. Obwohl ich Ruth immer noch sehr liebe, sind wir beide zu der Überzeugung gelangt, dass es besser ist, nun getrennte Wege zu gehen. Uns beiden fiel dieser Schritt schwer, doch wir mussten erkennen, dass es für uns beide besser ist, den anderen loszulassen. Und so waren wir konsequent und haben uns getrennt …«
Ganz offensichtlich war es wichtig, dass Vincent sich die Zeit für die Trennung nahm, die er brauchte. Die Aufstellung war für ihn eine behutsame Vorbereitung für das, was kommen sollte.

Heirat aus Mitleid: Erwin

Erwin ist seit einiger Zeit verheiratet. Seine Frau ist im dritten Monat schwanger, und Erwin überlegt, ob er sie verlassen soll. Als er dies erzählt, geht ein leichtes Raunen durch die Gruppe. Der Seminarleiter fragt danach, ob des Öfteren im Stammbaum der Familie schwangere Frauen verlassen wurden oder ob es schwere Frauenschicksale im Zusammenhang mit Geburten gibt. Erwin verneint.
Er berichtet, dass er Johanna nicht aus Liebe geheiratet

habe, sondern weil »es sich halt so ergab und ich ihr damit einen Gefallen getan habe«. Er ist sich zwar theoretisch darüber im Klaren, was es bedeutet, eine Frau in Hoffnung zu verlassen; aber die Art und Weise, wie er spricht, zeigt, dass all das in seinem Herzen noch nicht angekommen ist. Seine Stimme ist dünn – sie wirkt, als schwebe sie über den Dingen.

Erwin stellt Johanna, das noch ungeborene Kind (ein Mädchen) und sich selbst auf. Die Kleine steht neben der Frau und lächelt sie an, während Erwins Stellvertreter aus einiger Distanz zuschaut.

Auf Befragen des Seminarleiters sagt die Frau: »Mir ist das egal, was mit ihm [Erwin] ist, Hauptsache, ich habe ein Kind.« Sie spricht es auf eine sehr kalte Weise.

Sowohl der Vater als auch die Mutter des Kindes sind sich nicht bewusst, was eine Familie ist, was es bedeutet, als Frau und Mann zusammenzukommen und ein Kind in die Welt zu setzen. Beide haben eine Mentalität des Unverbindlichen; und die Frau sieht in einem Kind nur eine Art Statussymbol, etwas, was sie »haben will«.

Der Seminarleiter sagt zu Erwin: »Das ist hier wie im Fernsehen – diese Seifenopern, in denen die Frau annonciert, dass sie einen willigen Samenspender sucht, und der Mann kein Interesse an einer Bindung hat. Ihr habt euch gesucht und gefunden.«

Erwin schaut an die Decke des Raums und hält die Arme hinter dem Kopf verschränkt. Die Aufstellung scheint ihn nicht zu interessieren.

»Wenn dich das alles langweilt, kann ich auch abbrechen«, sagt der Seminarleiter.

»Nein«, antwortet Erwin trocken und nimmt seine Arme,

die seine seelische Mauer anzeigen, wieder vom Kopf zurück. Der Therapeut geht in sich und entscheidet, Erwins Eltern dazuzustellen.

Der Vater dreht den Kopf zur Seite, als der Sohn ihn anschaut, und fasst sich an den Bauch, als ob ihm übel würde. Es ist offensichtlich, dass Erwin seinen Vater verachtet hat. Erwins Stellvertreter macht nun die tiefstmögliche Verneigung vor dem Vater, währenddessen dieser tief durchatmet, als ob er schon seit langem darauf gewartet habe.

Der Seminarleiter fragt den Vater, wie es ihm gehe. Er antwortet: »Lösungen gehen hier nur über mich! Diese Verbeugung war immerhin ein Anfang, aber es braucht noch viel Zeit.«[10]

Die noch ungeborene Tochter schüttelt den Kopf: »Ich misstraue beiden Eltern. Sie haben nichts begriffen … Wenn ihr euch seelisch nicht bewegt, bin ich zutiefst getroffen.«

Der Seminarleiter schaut unterdessen immer wieder auf Erwin, der vom Stuhl aus zusieht. Dieser hat wieder die Arme hinterm Kopf verschränkt und auch die Beine übereinandergeschlagen.

Die Aufstellung wird hier beendet. »Ich denke, du hast genug Impulse für dich erhalten«, sagt der Seminarleiter zu Erwin. »Die grundlegende Frage hat nichts mit ›Gehen oder bleiben?‹ zu tun, sondern damit, ob du als Mensch in deine Lebenskraft gehst oder nicht. Glaubst du, die Dinge werden sich bei der nächsten Partnerin grundlegend anders darstellen?«

Erwin schweigt.

Am nächsten Tag des Seminars gibt es zu Beginn eine Feedbackrunde. Erwins Gesicht ist über Nacht weicher geworden, auch sein Blick wirkt mehr gesammelt als am Vortag.

Offensichtlich haben die Aufstellungsbilder einen Weg an seinem kritischen Denken vorbei ins Herz gefunden.
Er berichtet: »Ich fühle deutlich, dass in mir etwas positiv verändert ist, auch wenn ich es nicht genau benennen kann, aber das ist vielleicht auch gar nicht so wichtig ...«
»Genau«, antwortet der Seminarleiter, »man muss nicht alles analysieren und verstehen. Überantworte die Bilder von gestern deinem Herzen und wart ab, wie es in dir wirkt.«[11]
Erwins Geschichte kennen einige Leser vielleicht aus meinem Buch *Wie aus Leiden wieder Liebe wird.* Damals wusste ich allerdings noch nicht, wie es mit Erwin weitergegangen ist, und musste diese Geschichte leider ohne Rückmeldung erzählen. Mittlerweile jedoch habe ich ihn wiedergetroffen.
Knapp vier Jahre nach dieser Aufstellung sehe ich nicht nur Erwin wieder, sondern lerne nun auch seine nette Frau kennen: Sie sind in ein Seminar gekommen. Erwin hat seine »Alles-egal-Haltung« von damals vollständig abgelegt. Er macht den Eindruck eines liebevollen Ehemanns und Vaters. Beide habe jeweils ein Aufstellungsanliegen mitgebracht, das uns hier jedoch nicht beschäftigen soll.

Manch einer denkt, ich mache es mir als Therapeut bequem, wenn ich einem skeptischen Klienten, so wie Erwin, nach der Aufstellung sage: »Man muss nicht alles analysieren und verstehen. Überantworte die Bilder deinem Herzen und warte ab, wie es in dir wirkt.« Dies ist jedoch nicht der Fall! Das Beispiel von Erwin zeigt ganz deutlich, wie intensiv solche Aufstellungsbilder mit einem selbst »arbeiten« können, wenn man ihnen Zutritt zu seinem Herzen gibt – auch wenn man zunächst »im Widerstand« ist.

Ich habe Erwins Fall hier deswegen noch einmal aufgegriffen, um etwas Grundsätzliches zur Paarbeziehung zu erläutern. Ein zentraler Punkt lautet: Nimm jemanden nur deswegen zum Partner, weil du ihn zum Mann oder zur Frau willst, nie aus anderen Gründen. Meist geht so was nämlich schief, und die Liebe kann nicht mehr gefunden werden. Das Beispiel von Erwin zeigt jedoch zum Glück, dass es nicht immer so sein muss. Man kann doch noch mit einem Partner glücklich werden, wenn man sich dem Schmerz der eigenen Fehler stellt. Mit der »richtigen« seelischen Einstellung ist es tatsächlich manchmal möglich, sich neu in denselben Menschen zu verlieben. Dazu gehört selbstverständlich auch, dass man seine Grundeinstellung zum Thema »Beziehung« neu überdenkt.

Das damals noch ungeborene Kind hatte in der Aufstellung vor vier Jahren deutlich gespürt, dass seine Eltern eine Mentalität des Unverbindlichen in sich trugen. Beide lebten nur ihren Egoismus, ihre Bequemlichkeit. Eine Paarbeziehung ist aber kein Selbstbedienungsladen. Heute ist die Situation mit Erwin und seiner Frau zum Glück anders: Beide haben verstanden, dass zur Ehe Opfer gehören und auch ein gegenseitiges Dienen zum Alltag zählt.

Wenn es nun aber doch in einer Partnerschaft oder in einer Ehe zur Trennung kommt, ist es wichtig, so wie in Kathrins Fall, dass man das Positive der Beziehung mit in seine Zukunft nimmt.

Die Früchte aus der früheren Partnerschaft: Kathrin

Nach langer Ehe hat sich Kathrin von ihrem Mann Rainer getrennt. Sie hatte die Beziehung in den letzten Jahren nur noch als qualvolles Leiden erlebt. Auch in Anbetracht der gemeinsamen Kinder zögerte sie lange mit der Beendigung der Partnerschaft. Dann jedoch hatte sie Träume, die ihr klar aufzeigten, dass ihre Seele auf einer Trennung bestand.

Mittlerweile liegt dies alles drei Jahre zurück. Kathrin wird von einem schlechten Gewissen geplagt. Hat sie vielleicht doch einen Fehler gemacht? Hätte sie geduldiger sein sollen? Statt sich den Männern wieder zu öffnen, fühlt sie sich innerlich noch an Rainer gebunden. Kathrin kommt zu einem Seminar und stellt dort sich und Rainer auf. Schon das erste Bild zeigt, dass Kathrin alles richtig gemacht hat. Rainer war nicht fähig, sich seelisch auf seine Frau einzulassen: In der Aufstellung schafft es sein Stellvertreter nicht, ihr offen in die Augen zu blicken.

Die »richtige« Kathrin auf dem Stuhl meint dazu: »Eigentlich hätte er gehen müssen, nicht ich. Selbst das habe ich noch für ihn gemacht.« In der Tat kommt es nicht so selten vor, dass letztlich nicht derjenige die Beziehung verweigert, der sich trennt, sondern der andere! In dieser Ehe gab es seelisch keine Entwicklungsmöglichkeiten mehr. Rainer hätte gehen müssen, doch Kathrin hat auch das für ihn bewältigt. Allerdings muss sie sich vorwerfen lassen, dass sie dem Mann gegenüber zu sehr in die Mutterrolle gegangen war. Auch das ist nichts Ungewöhnliches und passiert sehr oft. Eine Ehe verträgt es jedoch nicht, wenn einer von beiden den »Manager« des Paars spielt. Kathrin hat all das mittlerweile erkannt und sich vorgenommen, es in Zukunft anders zu machen.

In der Aufstellung geht Rainer auf den Boden, so schwach ist er. Immer noch traut er sich nicht, Kathrin anzuschauen. Es ist offensichtlich, dass er mit etwas sehr Schwerem verbunden ist, vermutlich mit etwas aus seiner Herkunftsfamilie. Aus ethischen Gründen dürfen wir hier aber nicht weiterforschen, denn Kathrin macht für sich allein eine Aufstellung. Nur wenn Rainer beim Seminar mit dabei wäre, dürfte man hier weitergehen.

Der Seminarleiter wählt aus der Gruppe einen Mann aus und stellt ihn hinzu. Dies verändert die Energie der Aufstellung schlagartig positiv. Kathrins Stellvertreter zieht es zu diesem neuen Mann, der eine mögliche neue Beziehung verkörpert. Kathrin kommt nun in ihre Rolle und sagt Rainer: »Alles, was in unserer Ehe wertvoll war, nehme ich mit in meine Zukunft und mache etwas daraus. Das Gleiche wünsche ich dir auch.«

Zu dem »neuen« Mann sagt sie: »Ich trau mich! Ich bin bereit für dich.« Man spürt Kraft in Kathrins Worten!

Vier Monate später treffe ich Kathrin in einer neuen Aufstellungsgruppe. In einer Seminarpause fragt sie, ob ich erfahren möchte, wie die letzte Aufstellung auf sie gewirkt habe. Sie erzählt dann, dass sie seit kurzem einen neuen Freund habe, mit dem sie sich sehr glücklich fühle: »Im Umgang mit ihm muss ich häufig an meine Aufstellung denken. Ich fühle mich wirklich innerlich zutiefst dankbar für all das Schöne, das mit Rainer war, und für alles, was ich auch unter Schmerzen in dieser Beziehung lernen durfte. Ohne all das zu nehmen aus zwanzig Jahren Ehe, hätte

meine neue Beziehung keine Chance! Mein neuer Freund hat nämlich sehr viele Charakter- und Verhaltensähnlichkeiten mit Rainer. Ich weiß jetzt viel besser, wie ich damit umgehen kann. Ich erlebe nun, wie all das Erfahrene und Erlebte mir jetzt in der neuen Beziehung zugutekommt! Ich bin sehr dankbar für alles.«
So kann die Erfahrung aus einer früheren Beziehung uns manchmal buchstäblich für die Entwicklung der neuen Partnerschaft dienen! Die Basis dafür ist Dankbarkeit.

»Sollen wir ein zweites Mal heiraten?«: Senta und Maurice

Senta und Maurice sind geschieden und haben eine kleine Tochter, die bei der Frau lebt. Obwohl schon einige Jahre getrennt, hat sich das Ehepaar wieder einander angenähert: Sie wollen ein zweites Mal heiraten, doch es bleibt ein Rest von Unsicherheit, weswegen sie diese Frage in einer Gruppe aufstellen möchten. Senta und Maurice sind zusammen zum Seminar gekommen.
Der Seminarleiter zum Paar: »Warum wollt ihr wieder heiraten – ihr seid doch getrennt?«
Senta: »Wir haben uns wieder verliebt … Außerdem freut sich unsere Tochter bestimmt, für sie ist es das Allerbeste.«
Der Seminarleiter: »Na klar freut sich die Tochter! Aber das darf nicht der Grund eures Zusammenkommens sein! Die Paarbeziehung hat immer Vorrang vor der Beziehung zu den Kindern. Welche unglaubliche Verantwortung bürdet ihr der Kleinen auf, wenn ihr ihretwegen zusammenkommt? Das arme Kind … [Zu Maurice:] Was meinst du denn zu dem Ganzen? Warum wollt ihr wieder heiraten?«

Maurice reibt sich den Nasenrücken: »... Na ja, wir dachten halt, das wäre doch nicht so schlecht ... und überhaupt, das wäre doch für alle sehr praktisch!«
Der Seminarleiter zur Gruppe: »Von Leidenschaft und Liebe zum Partner spüre ich hier wenig ... Schauen wir es uns an. Dann sehen wir klarer.«
Die beiden wählen Stellvertreter für sich und die Tochter. Senta stellt auf. Die Tochter steht nah bei der Mutter. Maurice steht seiner Frau gegenüber.
Der Seminarleiter: »Dieses Bild ist aussagekräftig genug. Es ist jetzt nicht notwendig, dass Maurice seine Version der Familie noch aufstellt, denn mit diesem Bild können wir gut arbeiten.«
Die Stellvertreter werden angehalten, ihren inneren Bewegungsimpulsen zu folgen. Der Mann schaut seitlich auf den Boden. Wenn der Blick fixiert auf den Boden geht, bedeutet dies meist, dass der Betreffende auf ein Grab schaut. Der Seminarleiter sucht aus der Gruppe eine Frau und legt sie neben ihn. Sogleich sinkt der Mann nun auch auf den Boden und schaut die Tote an. Die beiden sind zutiefst verbunden.
Der Seminarleiter fragt den »richtigen« Maurice: »Weißt du, wer die Tote ist?«
Maurice: »Ja, das ist die unter tragischen Umständen früh verstorbene Schwester meines Vaters. Diesen Blödsinn habe ich vor einigen Jahren schon mal bei einem anderen Therapeuten aufgestellt!«
Der Seminarleiter: »Ganz offensichtlich bist du damals nicht in die Lösung gegangen! Und diesmal bist du ebenfalls nicht dazu bereit, sonst würdest du nicht so verächtlich darüber reden! Eigentlich müsste ich die Aufstellung hier abbrechen, aber für deine Frau lasse ich sie weiterlaufen.«

Die Stellvertreter überlassen sich wie zuvor ihren Impulsen. Die Frau versucht, Blickkontakt mit ihrem auf dem Boden liegenden Mann aufzunehmen. Sie kniet sich neben ihn, doch der Mann sieht sie nicht; er hat nur Augen für seine Tante, die er anstrahlt.

Nach einer Weile des Wartens geht ein Ruck durch Senta. Sie wendet sich brüsk von den auf dem Boden Liegenden ab und dreht sich zu ihrer Tochter um. Diese steht mit traurigen Augen da und schaut auf ihre Eltern. Senta steht auf, nimmt ihre Tochter an der Hand und geht mit ihr fort. Aus der Distanz schauen sie nun auf Maurice und seine Tante.

Der Seminarleiter geht zu Senta und zur Tochter, nimmt beide sanft am Arm und wendet sie vom Geschehen ab, indem er beide herumdreht und in die entgegengesetzte Richtung schauen lässt. Die Tochter seufzt, und auch Senta atmet tief durch. Maurice hat all dies nicht wahrgenommen. Auch der »richtige« Maurice scheint nichts mitzubekommen. Er schaut gelangweilt an die Decke.

Der Seminarleiter (zu allen): »Hier bedarf es keiner Worte! Alles Wesentliche hat sich durch die ›Bewegungen der Seele‹ deutlich gezeigt, und auch auf eure Frage einer erneuten Heirat war hier die Antwort klar zu sehen. Danke – bitte geht aus den Rollen!«

Als alle wieder Platz genommen haben, sagt Senta: »Warum können wir Maurice' Problem nicht lösen? [Mit drängender Stimme:] Warum nicht?«

Der Seminarleiter: »Du mischst dich bei ihm ein! Deine Tochter braucht eine starke Mama. Stark wirst du, wenn du auf dich schaust und das Schwere bei deinem Mann lässt. Er wird böse auf dich, wenn du es ihm stiehlst. Außerdem hat er dann weniger Chancen und Kraft, es zu lösen.«

Zum Schluss lässt der Seminarleiter die beiden sich noch in die Augen schauen. Senta sagt Maurice auf Vorschlag des Seminarleiters: »Ich achte dein Schweres und lasse es ganz bei dir. Ich habe kein Recht, mich bei dir einzumischen.« Sie muss bei diesen Worten weinen, während Maurice nur nickt.[12]

Bislang hat sich in meiner praktischen Arbeit gezeigt, dass zweite Ehen mit demselben Partner nicht selten erneut scheitern. In der Regel stellt sich in solchen Fällen heraus, dass beide sich etwas vormachen und nicht gewillt sind, sich dem früheren Scheitern der Beziehung zu stellen. Eine geschiedene Ehe ist etwas anderes als ein verschmutztes Kleidungsstück. Letzteres kann man waschen und wieder benutzen, als wäre es neu. Mit seelischen Bindungen verhält es sich anders: Bei der Trennung von Mann und Frau stirbt bei beiden innerlich etwas ab. Wenn die Erde tatsächlich unfruchtbar geworden ist, hat es keinen Sinn, neue Setzlinge in sie zu pflanzen.
Leider kommt es auch vor, dass Menschen ihr Leiden unnötig verlängern, statt sich der Zukunft zuzuwenden. Sie leiden aus falsch verstandener Liebe. Wie tief die Liebe zwischen Mann und Frau sein kann und wie stark sie vom Unbewussten gesteuert wird, konnte uns diese Geschichte zeigen. Wenn eine schon geschiedene Frau ihren Ex-Mann ein zweites Mal heiraten will, um ihm seine Probleme abzunehmen, kann es nur aus tiefer Liebe geschehen, allerdings aus keiner erwachsenen Form von Liebe. Es geschieht meiner Beobachtung nach alles andere als selten, dass jemand seinem Partner unbewusst etwas abnimmt. Dass man davon auch körperlich krank werden kann, werden

wir im Kapitel »Gesundheit und Krankheit« am Beispiel von Melanies Geschichte verdeutlichen. Wer jedoch seinem Partner weder Mutter noch Vater ersetzen will und sich selbst achtet, kann in eine solche Gefahr erst gar nicht kommen.

»Ich habe Ja zu diesem Missbrauch gesagt«: Magdalena

Magdalena leidet schon lange unter einer Selbstwertproblematik. Vor zwei Jahren bekam sie Brustkrebs. Und vor neun Jahren begann die Partnerschaft mit einem katholischen Priester, die bis heute andauert. Es ist diese Beziehung, die Magdalena in eines meiner Seminare bringt.
Der Seminarleiter: »Du willst dir also eure Dreiecksbeziehung anschauen?«
Magdalena: »Wieso Dreiecksbeziehung?«
Der Seminarleiter: »Der Priester, du und die katholische Kirche.«
Magdalena: »Ach so. Ich dachte, du meinst, er hätte vielleicht noch eine andere.«
Der Seminarleiter: »Die Kirche wiegt viel schwerer als irgendeine andere Frau!«
Magdalena (seufzt tief): »Wem sagst du das!«
Der Seminarleiter: »Trotzdem möchte ich zunächst mal mit dem Minimum arbeiten: du und der Priester. Ob wir die Kirche benötigen, wird sich zeigen.«
Nachdem die beiden aufgestellt sind, sinkt Magdalena auf den Boden. Der Priester ist den Tränen nahe. Er schlägt sich an die Brust: »Ich habe dich seelisch missbraucht!«
Magdalena (spontan) zum Priester: »Meine Schuld besteht

darin, dass ich Ja zu diesem Missbrauch gesagt habe! Niemand hat mich gezwungen, mich auf dich einzulassen!«
Der Priester nickt. Dann sagt er: »Wir müssen es beenden. Es währt schon viel zu lange.«
Der Seminarleiter fragt Magdalena, ob sie Lust habe, in die eigene Rolle zu kommen. Sie nickt und nimmt ihren Platz ein. Dann folgt ein längeres tränenreiches Abschiedsritual mit dem Priester.
Anschließend fragt der Seminarleiter sie: »Und wie geht es dir nun?«
Magdalena: »Von Männern habe ich genug. Ich gehe jetzt allein durchs Leben.«
Der Seminarleiter wählt zwei Männer aus der Gruppe und stellt sie dazu. Magdalena würdigt beide keines Blickes. Dann wählt der Seminarleiter eine Frau aus der Gruppe und stellt sie hinzu. Die Frau lächelt, geht zu Magdalena und führt sie am Arm zu den beiden Männern. Die Männer schauen interessiert zu Magdalena.
Einer der Männer strahlt sie an und sagt spontan: »Erst muss sie zu mir. Dann, später, kann sie vielleicht auch zu dem anderen Mann!«
Der Seminarleiter zur Gruppe: »Jetzt muss ich das Geheimnis lüften. Der Mann, der gerade gesprochen hat, ist eine ›Zukunft ohne Männer‹. Sein Kollege ist ein möglicher neuer Partner für Magdalena. Und die Frau ist Magdalenas Seele. Offensichtlich will die Seele Magdalena mit ihrer Zukunft in Kontakt bringen.«
Magdalena: »Das ergibt viel Sinn für mich!«
Der Mann, der zuerst sprach (»Zukunft ohne Männer«), meldet sich noch einmal und blickt Magdalena an: »Zunächst musst du dich selbst finden, dich selbst als Mensch

annehmen, wie du bist. Du bist nämlich gut so, wie du bist. Alles Weitere wird sich finden.«

Magdalena bekommt feuchte Augen.

Die Seele zu Magdalena: »Schau auf mich, dann kannst du dich selbst finden.«

Magdalena umarmt lange ihre Seele und atmet sie tief ein. Danach wird die Aufstellung beendet.

Wenn man sich selbst nicht annehmen kann, wird man nie in Partnerschaften glücklich. Fast zwangsläufig gerät man in Beziehungen, in denen Wachstum auf Augenhöhe unmöglich ist. Die Liebe zu sich selbst als Person ist aber Bedingung für die Liebe zum anderen. Wie sollte ich einen anderen Menschen zutiefst lieben können, wenn ich mich selbst ablehne und verachte?

Der Seminarleiter gibt Magdalena unter vier Augen später noch Hinweise, wie sie in Zukunft therapeutisch an ihrem Selbstwertthema arbeiten kann. Sowohl Aufstellungen der Herkunftsfamilie als auch das Aufarbeiten von Kindheitstraumata in einer Einzeltherapie können hier helfen, ein gesundes Selbstwertgefühl aufzubauen.

»Sind immer nur die Partner schuld?«: Die Geschichten von Letizia und Cornelia

Nicht wenige Beziehungen scheitern allein daran, dass die Betreffenden nicht im Geringsten dazu bereit sind, an sich selbst zu arbeiten. Manch einer ist unbelehrbar und kaum psychisch erreichbar. Letizia war vor fast siebzehn Jahren eine meiner ersten Klientinnen. Naturgemäß stößt man sich als beginnender Therapeut erst einmal die Hörner ab. Heute rede ich mit meinen Klienten in einem anderen Ton als damals. Doch Letizia mag als ein typisches Beispiel dienen für jemanden, der nicht bereit ist, Verantwortung für sich selbst zu übernehmen.

Letizia verhält sich bei der Begrüßung recht stürmisch. Mit ihren schwarzen Lackstiefeln ist sie schon vorgeprescht in den Besprechungsraum. Ich muss sie zurückbitten in den Flur, damit sie sich Hausschuhe anzieht, die für Parkettboden besser geeignet sind als ihre Cowboystiefel. Mit mürrischem Gesicht zieht Letizia die Filzlatschen an.

Letizia ist eine attraktive Mittvierzigerin. Ihr tiefer Blusenausschnitt lädt die Augen der Männerwelt zum freundlichen Verweilen ein.

»Männer sind alles Arschlöcher!«, beginnt sie das Gespräch.

»Das finde ich überhaupt nicht«, widerspricht der Therapeut mit einem Schmunzeln.

»Wenn Sie meine Geschichte hören, werden Sie mir bestimmt recht geben … Ich möchte nur wissen, warum ich dauernd denselben Mist mit Männern erlebe.«

Sie erzählt, dass sie in den zurückliegenden dreieinhalb Jahren dreimal dieselbe Geschichte mit Männern erlebt habe: Sie lernt einen netten Mann kennen, der nach relativ kurzer Zeit bei ihr einzieht. Sie hat nämlich eine schöne geräumige Wohnung. Und da alle drei Männer arbeitslos waren und in schlechten finanziellen Verhältnissen lebten, warteten sie meist, bis ihre Retterin Letizia nachmittags aus dem Büro zurückkam. Mit allen dreien musste sie erleben, dass eines schönen Tages der Mann jeweils mit Bargeldresten und Wertgegenständen spurlos verschwunden war und niemals wieder auftauchte.

»Was sagen Sie dazu?«, fragt sie in aufreizendem Ton.
Dem Therapeuten entfährt eine unbedachte Äußerung: »Mir tut der letzte Mann leid, denn für den war sicherlich nicht mehr so viel mitzunehmen!«
Letizia kneift ihre dunklen Augen zusammen, um zum Gegenschlag auszuholen, doch das freundliche Lächeln des Therapeuten entwaffnet sie.
»Sie sind ja auch nur ein Mann! Was kann ich schon anderes von Ihnen erwarten?«
»Oh, im Prinzip gibt es einige Ähnlichkeiten zwischen Ihren Männern und mir. Ich verkaufe mich für Geld, so wie diese drei Männer auch. Meine Aufgabe ist es, Ihnen für Geld reinen Wein zu Ihren Problemen einzuschenken.«
»Ach, hören Sie doch mit diesem Gelaber auf ...«, fährt sie mir dazwischen.
»Sie wollen wissen, warum Ihnen dauernd dasselbe passiert? Dafür bezahlen Sie mich, und ich sage es Ihnen: Der vierte Mann, der in Ihr Leben tritt, wird es genauso mit Ihnen machen, es sei denn, Sie verlassen Ihr materialistisches Mann-Frau-Bild. Denn jeder von uns zieht genau das an, was er zur Erlösung seiner Probleme benötigt. Und wenn man nicht dazulernt, wird es mit der Zeit immer etwas schmerzhafter, bis der Groschen schließlich fällt. Haben Sie endlich den Mut, einen tieferen Blick in Ihre Herkunftsfamilie zu werfen.«
Letizias herunterfallende Kinnlade macht deutlich, dass dies nicht die Dinge sind, die sie von mir hören wollte.
Sie legt nun wieder ihre alte Schallplatte über die schlimmen Männer auf. Meine Versuche, Letizia einen Spiegel vorzuhalten, scheitern kläglich. Man darf sich nicht wundern, dass Beziehungen scheitern, bei denen das Geben und Nehmen

so schief verläuft wie in Letizias Beziehungen. Wenn jemand permanent nur gibt und den anderen »aushält«, muss dieser irgendwann flüchten, um seine Würde vor sich selbst wiederherzustellen. Es versteht sich von selbst, dass Letizia keine zweite Therapiestunde bei mir in Anspruch nimmt.

Inhaltlich stehe ich auch heute noch zu meiner damaligen »Diagnose«, doch psychologisch geschickt verhalten habe ich mich keineswegs. Jeden Klienten muss man da abholen, wo er steht. Sich immer einzufühlen, was und auf welche Weise man zu welchem Zeitpunkt vermittelt, gehört zur Kunst der Psychotherapie.

Sicherlich gibt es in Letizias Familiengeschichte einen ganzen Familienroman aufzudecken, der zeigt, wie sie als Kind schon lernte, das Verhältnis der Geschlechter als Warenbeziehung zu sehen. Leider kam es dazu nicht, und vielleicht wäre sie auch bei geschickterem Vorgehen seelisch nicht bereit gewesen, ihrer Männerverachtung ins Auge zu blicken.[13]

Die Geschichte Letizias zeigt allerdings noch etwas anderes eindrücklich auf, wofür man immer wieder Bestätigungen finden kann: Wenn ich nicht bereit bin, das in meiner Paarbeziehung anstehende psychische Thema aufzuarbeiten, dann holt es mich in der nächsten, spätestens in der übernächsten Partnerschaft auf verblüffend ähnliche Weise wieder ein. Doch beim nächsten oder übernächsten Mal lässt sich dasselbe Problem dummerweise nur mit sehr viel mehr seelischem Aufwand lösen. Warum also die Angelegenheit nicht gleich angehen, statt sie in die Zukunft zu verschieben, was alles nur viel komplizierter und schwieriger macht? Die Antwort liegt auf der Hand: Was uns hindert, ist die Angst vor dem eigenen Schatten, die Angst, in den

Spiegel zu schauen. Viele Paarberatungen haben mir gezeigt, dass es sich lohnt, Geduld mit dem Partner zu entwickeln; er hilft uns, die eigenen Wunden zu heilen.

Ähnlich wie Letizia hatte auch Cornelia ihre negativen Erfahrungen mit Männern (kurze, unbefriedigende Beziehungen) als »ungerechten Zufall« abgetan. In einem Seminar entschied sie sich jedoch dafür, Probleme mit den Eltern aufzustellen. Dabei wurde deutlich, dass ihre Haltung gegenüber der Herkunftsfamilie von viel Hochmut und Verachtung geprägt war.

Vier Jahre nach dem Seminar schrieb sie mir: »Nach dem Seminar habe ich wirklich erstaunliche Erfahrungen gemacht, und einiges hat sich in meinem Leben geändert. Das Thema ›Beziehungen‹ war für mich in dieser ganzen Zeit sehr schwierig, ich konnte mich nach meiner letzten Partnerschaft, die kurz vor der (damaligen) Aufstellung endete, einfach auf niemanden mehr einlassen. Ich hatte immer das Gefühl, dass ich diesen Mann nicht loslassen kann, obwohl ich es mir wirklich gewünscht habe! Ich habe auch überlegt, noch mal eine Aufstellung zum Thema ›Partnerschaft‹ zu machen, konnte mich aber nicht wirklich dazu entschließen.

Drei Jahre später war ich dann auf einem Selbsterfahrungsseminar, das nichts mit Familien-Stellen zu tun hatte, und da machte der Seminarleiter dann abends eine Art ›Problemrunde‹, in der er ganz spontan mit Aufstellungen arbeitete. Ich stellte dieses ›Nicht-loslassen-Können‹ auf, und es kam zu einer kurzen, aber für mich sehr aussagekräftigen Aufstellung, nach der ich mir sehr sicher war, dass diese Frage für mich jetzt abgeschlossen ist.

Die Tatsache, dass für mich kein Mann wirklich interessant blieb … inzwischen habe ich mich ganz gut damit eingerichtet und denke immer öfter, dass es so vielleicht besser ist. Aber dann las ich in Ihrem Buch *Wie aus Leiden wieder Liebe wird,* das mir vor ein paar Tagen wieder in die Hände gefallen ist, den Satz, ›… dass jeder für alle Handlungen und Nichthandlungen die volle Verantwortung übernehmen müsse‹.[14] Dieser Satz hat mich sehr tief getroffen, und ich spürte ganz plötzlich eine Angst und hatte den Gedanken, dass dieses ›Arrangieren‹ mich für immer von der Möglichkeit einer echten Beziehung trennt. Anschließend hatte ich dann ein Bild im Kopf: Irgend*etwas* steht ganz groß und dominant zwischen mir und einer Beziehung. Ich bin jetzt bereit, endlich hinzuschauen, was mein Anteil an dem Ganzen ist. Kann ich das jetzt in einer Gruppe aufstellen?«

Nach diesem Brief habe ich Cornelia geraten, dieses Thema in einer Gruppe aufzustellen. Da sie ins Ausland gezogen ist, verwies ich sie an einen dortigen Kollegen, bei dem sie sich ihrem Anteil am Problem stellen kann. Cornelia hatte ein ähnliches Problem wie Letizia, doch im Unterschied zu ihr war sie schließlich bereit, sich ihren eigenen Anteil daran anzuschauen.

ELTERN UND KINDER

Zahlreiche Probleme von Kindern können nachhaltig gelöst werden, wenn Eltern für sie eine Aufstellung machen. In vielen meiner Bücher ist dies beschrieben.[15] Vielleicht habe ich aber zu wenig deutlich gemacht, dass an erster Stelle nie die systemische Familienverbindung des Kindes steht, sondern die richtige Haltung der Erwachsenen zum Kind. Familienaufstellungen nutzen umso mehr, je mehr Eltern parallel auch in die richtige Haltung ihren Kindern gegenüber gehen. Geschieht dies, entsteht die »richtige Erziehung« fast von selbst. Die Wechselwirkung von Aufstellungen und der elterlichen Haltung zu Hause ist auf alle Fälle mit zu berücksichtigen. Deswegen soll an dieser Stelle als Essenz des Familien-Stellens zum Thema »Kinder« vor allem die Haltung der Eltern stehen, denn sie ist viel wichtiger als bloße Erziehung und auch wichtiger als Familienaufstellungen.

Die zentrale Erkenntnis im Hinblick auf Kinder und Eltern ist sehr einfach: Kinder sollen Kinder und Eltern sollen Eltern sein dürfen. Tatsache ist jedoch, dass immer weniger Eltern in ihre Rolle gehen und immer weniger Kinder Kind sein dürfen. Kinder entwickeln sich zu verantwortungsvollen Erwachsenen, wenn sie klare Grenzen und stabilen Halt erlebt haben. Stattdessen müssen unsere Kinder häufig den »Tröster« für die von der heutigen Gesellschaft überforderten Erwachsenen spielen. Sie erleben sich den Eltern gegenüber als gleichberechtigt. Dies macht Kindern große Angst, denn in der Psyche sehnen sie sich danach, den Erwachsenen als stark zu erleben. Nur so können sie nämlich im Alltag ein Sicherheitsgefühl entwickeln und psychisch reif werden.

Erst wenn das Kind die Überlegenheit des Erwachsenen erfährt, fühlt es sich sicher! Doch die meisten Erwachsenen sind nicht mehr in der Lage, ihren Kindern gegenüber in seelischer Stärke aufzutreten. Schuld daran ist die Beschleunigung unserer Gesellschaft und ein zunehmendes Wertevakuum, in dem die Erwachsenen selbst ihren Halt verlieren. So passiert das Unvermeidliche: Kinder testen die Grenzen immer wieder neu und auch immer intensiver, weil sie die Hoffnung nie aufgeben, doch noch eines Tages die Souveränität und Stärke der Eltern zu erfahren. Das Drama der heutigen Kindheit besteht darin, dass diese Hoffnung in einer immer größer werdenden Zahl von Fällen bitter enttäuscht wird.

Der Kinderpsychiater Michael Winterhoff hat in den letzten zwanzig Jahren intensive Verschiebungen im Kind-Eltern-Verhältnis beobachtet, die unseren Kindern schaden. Allen interessierten Eltern sei sein Buch *Warum unsere Kinder Tyrannen werden*[16] empfohlen. Bestimmte Reifungs- und Entwicklungsschritte werden den Kindern durch inkonsequentes Verhalten der Eltern verwehrt, die kaum noch im späteren Alter nachzuholen sind. Winterhoff spricht auch von einer »Machtumkehr« im Eltern-Kind-Verhältnis. Aufgrund meiner eigenen praktischen Arbeit mit Kindern und Eltern kann ich das nur bestätigen.

Kinder sehnen sich nach Vorbildern und Führung, stattdessen behandeln wir sie als »Partner«, wovon sie völlig überfordert sind. Mittlerweile ist dieses schädliche »Partnerschaftskonzept« in der Kindererziehung auf vielen Ebenen in der Gesellschaft verankert. In manchen Gegenden ist es beispielsweise sehr schwierig, einen Kindergarten zu finden, der nicht nach dem »offenen Konzept« arbeitet und Kinder als »Partner« behandelt. Auch in den Schulen wird die Stellung der Lehrer ständig untergraben, weil die Eltern sich mit den Kindern gegen die Lehrer verbünden, statt gemeinsam mit den Lehrern nach Lösungen zu suchen. Welche Achtung können Kinder ihren Lehrern und später ihren Berufsausbildern entgegenbringen, wenn die Eltern sich ständig mit ihnen gegen die Erwachsenen solidarisieren? Dies gipfelt unmissverständlich in einem Satz, den ich in Elternberatungen immer wieder höre: »Ich bin doch der Freund meines Kindes!« Kein Wunder, dass die Kinder die Erwachsenen nicht mehr ernst nehmen.

Wegen dieser gesellschaftlichen Entwicklung folgt nun als Erstes ein intensiver Exkurs zum Thema der Haltung von Eltern ihren Kindern gegenüber. Daran schließt sich als Beispiel eine Elternberatung (Heinz und Marianne) an. Den Abschluss bilden einige Aufstellungsbeispiele, in denen Grundlegendes zum Thema »Eltern/Kinder« aufscheint.

Exkurs: Die Haltung der Eltern zu ihren Kindern

Wenn Eltern wirklich »groß« sind und Kinder »klein«, ergibt sich die gute Erziehung von selbst: Eltern verhalten sich liebevoll, ruhig, souverän und in jeder Hinsicht konsequent. Außerdem zeigen sie durch ihr persönliches Vorbild, wohin sich das Kind entwickeln soll. Sie können auch Wutausbrüche der Kinder aushalten, denn sie haben keine Angst, deren Zuneigung zu verlieren, weil sie in sich selbst gut verankert sind.

Wer als Erwachsener in sich selbst ruht, hat auch keine Probleme damit, sich dem Kind gegenüber konsequent zu verhalten. Kinder entwickeln nur dann eine psychische Reife, wenn man folgerichtig und entschlossen mit ihnen umgeht und ihnen verdeutlicht, dass man keine Spielfigur ist, auf die beliebig eingewirkt werden kann. Kinder haben einen Anspruch darauf, dass wir ihnen als eigenständige, nichtmanipulierbare Menschen begegnen. Nur so lernen sie, später die Lehrer und andere Erwachsene im sozialen Umfeld ebenfalls ernst zu nehmen.

Ich möchte gleich ein Beispiel dafür geben, was hier gemeint ist. Aufschlussreich für das Kind-Eltern-Kräfteverhältnis ist die Beobachtung, wie Kinder ihre Eltern rufen und wie diese darauf reagieren. Wenn das Kind durch das ganze Haus »Mama« oder »Papa« schreit, »springen« die meisten Eltern sofort herbei und fragen, was denn los sei. Egal, ob die Mama im Keller oder der Papa auf dem Dachboden ist: Wenn das Kind ruft, sind sie sofort zu Diensten und erscheinen auf der Stelle. Damit ist klar gezeigt, wer hier »das Sagen« hat.

Wie allerdings würde es auf das Kind wirken, wenn Papa

oder Mama nicht sofort angerannt kämen, sondern mit normal lauter (!) Stimme sagten: »Ich verstehe dich so schlecht. Was möchtest du sagen?« Will das Kind gehört werden, ist es jetzt gezwungen, aus seinem Kinderzimmer oder wo immer es sich gerade befindet, herauszukommen und zum Erwachsenen zu gehen – und nicht umgekehrt! Es ist völlig in Ordnung, wenn der Erwachsene auch nach dem dritten Ruf des Kindes immer noch wiederholt: »Ich kann dich so schlecht verstehen ... möchtest du mir etwas sagen?« Unbedingt muss Papa oder Mama exakt dort stehen bleiben, wo er oder sie gerade ist. Diese Sprache des Körpers ist für das Kind unmissverständlich. Durch solche elterlichen Verhaltensweisen wird dem Kind ganz klar vermittelt, wer hier wen braucht und wer hier »groß« und wer hier »klein« ist! Kinder müssen auch lernen, dass Papa und Mama zunächst einmal ihre Tätigkeit, an der sie gerade sind, beenden, bevor sie sich den Kindern zuwenden. Wer stets hektisch sofort sein Tun abbricht, um dem Kind unmittelbar zu Diensten zu sein, gibt damit verhängnisvolle Signale.

Immer mehr habe ich den Eindruck, dass viele Eltern so mit sich selbst beschäftigt sind, dass sie sich von der Kindererziehung verabschieden und nur noch mechanisch reagieren. Wie rasant sich der Erziehungsstil in der Gesellschaft in den letzten zwanzig Jahren verändert hat, macht beispielsweise eine beliebige touristische Gruppenführung in einem Museum oder einem Schloss deutlich. Heute ist es leider der Normalfall, dass viele Kinder ab zirka drei Jahren sich von den Eltern räumlich absetzen dürfen und natürlich all das tun, was sie nicht tun sollen. Es ist der Führer oder die touristische Führerin, die ständig die Kinder ermahnen muss, ihre Finger bitte von den Ausstellungsstücken zu lassen, nicht in weitere Säle allein vorzupreschen und so weiter. Dabei wäre all das selbstverständlich die Aufgabe der Eltern! Doch bis zum Schluss der Führung merkt man gar nicht, wer denn Vater oder Mutter der betreffenden Quälgeister ist, denn die Eltern haben sich von der Erziehung komplett abgemeldet! Sie überlassen die Kontrolle über die Kinder völlig demjenigen, der sich eigentlich auf Touristisches konzentrieren sollte. Nicht selten lernt man auf solchen Führungen viel genauer bestimmte Kinder und deren nerviges Verhalten kennen als die Themen, derentwegen man eigentlich gekommen war. Vor noch zwanzig Jahren gab es dieses Phänomen nach meiner Erfahrung so ausgeprägt nicht!

Konsequenter Umgang mit Kindern findet immer weniger statt, obwohl mir die Frage der Konsequenz in jeder Hinsicht eine Schlüsselfrage zu sein scheint. Deswegen möchte ich intensiver mit Beispielen darauf eingehen: Ein Vater sagt seinem zehnjährigen Sohn Boris, er solle endlich Hausschuhe anziehen und nicht barfuß über die kalten Steinfliesen laufen. Boris reagiert kaum. Er schaut noch nicht einmal in Richtung des Vaters. Stattdessen brummelt er vor sich hin. Nachdem der Sohn einfach barfuß bleibt, so als hätte der Vater gar nichts gesagt, passiert nichts.

Bestenfalls sagt der Vater nach zwei Minuten denselben Satz noch einmal zu Boris, worauf wieder nichts geschieht. Das Thema ist schnell vergessen, denn der Vater trat mit kaum mehr innerer Stärke als besagte Spielfigur auf. Und wenn Boris Pech hat, leidet er ein paar Tage später an einem Schnupfen oder einer Blasenentzündung …

Was hat das Kind gelernt? Es hat gelernt, dass die Nichtbefolgung der väterlichen Bitte nicht die geringste erzieherische Konsequenz hat! Boris nimmt den Vater gar nicht ernst! Stattdessen weiß der Sohn, dass er den Vater steuert und nicht umgekehrt! Dasselbe passiert, wenn wir ein Kind mehrmals auffordern müssen, etwas Bestimmtes zu tun, zum Beispiel den Tisch zu decken. Wenn ein Kind mehr als ein- bis höchstens zweimal aufgefordert werden muss, haben Eltern schon einen Teil ihrer Erziehungskraft verloren!

Ebenfalls verloren haben die Eltern, wenn sie das Kind auf den Knien anbetteln: »Jetzt deck doch endlich den Tisch. Bitte, bitte ... es wird alles wieder so spät.« Nachdem fünf Minuten nichts passiert ist, wird diese entwürdigende Schallplatte wiederholt: »Ach, jetzt mach doch vorwärts, ich hab dich schon vor fünf Minuten gebeten ... Kannst du denn jetzt nicht den Tisch decken? Papa kommt jeden Moment nach Hause und hat bestimmt Hunger. Es sind nur vier Teller und ein bisschen Besteck – stell dich doch jetzt nicht so an ...«

Wer lange diskutiert, weitschweifige Erklärungen gibt, der verliert die Achtung der Kinder! Wer als Elternteil so bettelt, geht selbst in die Kindrolle und wird »klein«. Wie kann man von einem Kind erwarten, dass es ohne Zeitverzug die »Vorschläge« von Eltern ausführt, die sich so klein vor ihm machen?

Doch kehren wir zurück zu Boris! Am nächsten Tag sieht Boris' Mutter, dass ihr Sohn barfuß über die Steinfliesen läuft. Nachdem der Sohn auf ihre erste Aufforderung nicht reagiert, sagt sie: »Ich zähle bis drei – wenn du dann deine Hausschuhe nicht anziehst, musst du leider den restlichen Nachmittag auf deinem Zimmer verbringen. Mit kalten

Füßen kann man nämlich schnell krank werden.« Die Mutter zählt bis drei, und tatsächlich zieht der Junge sofort seine Hausschuhe an. Er weiß genau, dass seine Mutter konsequent ist und ihn wirklich aufs Zimmer bringen würde. Mit Strafen hat das gar nichts zu tun, nur mit Konsequenz!

Was hat das Kind gelernt? Zum einen erhielt der Sohn eine Aufklärung, welche gesundheitlichen Folgen sein Verhalten haben kann. Zum anderen erfuhr Boris seine Mutter als durchsetzungsstark. Auf die Mutter kann sich Boris verlassen! Boris wird somit seine Mutter ernst nehmen, den Vater jedoch nicht.

Man kann sich ausmalen, dass der Junge natürlich immer wieder versuchen wird, den unterschiedlichen Handlungsansatz seiner Eltern auszunutzen! Kinder wissen stets, wie sie ihre Eltern gegeneinander ausspielen können. Dieses »Ausspielen« ist dabei ein ganz natürliches Verhalten der Kinder. Die Ursache des Problems liegt selbstverständlich nicht beim Kind, sondern bei den Erwachsenen, die keine Grenzen abgesteckt haben! Mit dem »Ausspielen« wollen Kinder »erzwingen«, dass Mama und Papa doch noch »stark« werden.

Noch viel schwieriger wird das Ganze, wenn es sich um eine Patchworkfamilie handelt. Falls Boris' Mutter nun in Wirklichkeit die Stiefmutter ist, hat sie fast kaum eine Chance, für Boris etwas Gutes zu bewirken! Mit Recht wird der Stiefsohn immer wieder sagen: »Mein Papa sieht das aber anders! Der sieht das nicht so eng wie du …« Auf Dauer wird die Stiefmutter wohl aufgeben, und im Alltag wird sich der »partnerschaftliche« Umgangsstil mit Boris durchsetzen – zu seinem großen Nachteil. Schon in einer

»normalen« Familie können die unterschiedlichen Haltungen gegenüber Kindern zu schweren Ehekrisen und sogar Trennungen führen. Noch viel schneller passiert dies in Patchworkfamilien, in denen zusätzlich noch die getrennt lebenden Elternteile, zu denen die Kinder an Wochenenden Kontakt haben, ihre Erziehungsauffassungen einbringen.
Eltern, die sich bewusst oder unbewusst dem partnerschaftlichen Erziehungskonzept verschrieben haben, erkennt man schnell an ihrer Ausdrucksweise. Sie sagen dem Kind beispielsweise nicht, dass es sich zu einer bestimmten Uhrzeit an die Hausaufgaben setzen muss, sondern sie fragen: »*Wann* machst du denn endlich deine Hausaufgaben?« Diese Formulierung vermittelt dem Kind, dass die Frage »Hausaufgaben ja oder nein?« zur Disposition stünde. Das soll nicht heißen, dass Kinder in den sie betreffenden Fragen kein Mitspracherecht haben sollen, doch viele Eltern drücken sich einfach davor, in die Verantwortung für das Kind zu gehen, weil sie sich selbst als Kind fühlen: Sie haben Angst, die Zuneigung ihrer Kinder zu verlieren, die ihnen unbewusst nicht selten die eigene Mutter oder den eigenen Vater ersetzen sollen.
Indem man panische Angst davor hat, es sich mit den Kindern zu »verscherzen«, verliert man jedoch deren Achtung! Sich ihnen unterzuordnen und ihnen alle Wünsche zu erfüllen ist das Ende eines vernünftigen Umgangs mit Kindern. Leider vollzieht sich dieser für die Kinder schlimme Prozess in der Regel unbewusst. Die Eltern schwören Stein und Bein, dass sie ja nur das Beste für ihren Nachwuchs wollen, ohne dabei wahrzunehmen, welche schlimmen Folgen ihr Verhalten hat.

Apropos Sprache: Eltern, die den Kindern Partner und Freund sind, werden oft mit dem Vornamen angesprochen. Dabei hat der kleine Clemens vielleicht viele Freunde, die Wolfgang oder Moritz heißen, aber er hat nur einen Vater, egal, wie er mit Vornamen heißt. Deswegen sollten Eltern darauf bestehen, als »Papa« oder »Mama« angesprochen zu werden und nicht mit Vornamen. Man kann dem Kind ruhig erklären, dass es Papa und Mama nur einmal gibt und dies etwas Einmaliges ist!

Inkonsequente Eltern haben auch in der Regel kaum Nachdruck in der Stimme, wenn sie das Kind zu etwas auffordern! Wenn ich das Kind mit leiser und schwacher Stimme frage, wann es denn zum Mittagessen zu kommen gedenke, brauche ich mich nicht zu wundern, falls es gar nicht kommt. Meine Körpersprache hat ihm schon verraten, dass ich innerlich aufgegeben habe und überhaupt nicht mehr erhoffe, dass es macht, was ich ihm auftrage. Außerdem braucht das Kind eine sprachlich direkte Aufforderung: Es heißt nicht: »Wann kommst du zum Mittagessen?« Sondern: »Du kommst *jetzt* zum Essen!«

Man kann dem Kind liebevoll und in ruhigen Worten erklären, dass nach drei Minuten Wartezeit das Essen abgeräumt wird und nachmittags oder abends eine Chance aufs Aufwärmen besteht. Wenn ein Kind erst einmal einen Nachmittag ohne Mittagessen verbracht hat, wird es mit Sicherheit immer pünktlich zum Essen kommen! Auch hier handelt es sich nicht um eine Strafe, sondern nur um Konsequenz.

Wichtig ist stets, dass man dem Kind gegenüber ruhig und selbstsicher auftritt. Lautstarkes Brüllen vermittelt ihm nichts Gutes! Aus vielen Beratungen weiß ich, dass nicht wenige Eltern Konsequenz mit Lautstärke verwechseln. Mit zunehmender Lautstärke des Erwachsenen sinkt die Achtung des Kindes vor ihm! Kinder achten Erwachsene, wenn diese sich auf ruhige und bestimmte Weise konsequent verhalten. Das Gebrüll der Eltern macht oft nicht nur Angst, sondern das Kind erlebt das »Außer-sich-Sein« der Eltern mit Recht als deren Selbstaufgabe.

Väter und Mütter sind vielfach so sehr gefangen in der Wahrnehmung der eigenen Person, dass sie nicht selten die Sensibilität für die wirklichen Bedürfnisse der Kinder verloren zu haben scheinen. Gern möchte ich noch eine Szene schildern, wie ich sie so und ähnlich schon oft auf Spielplätzen oder auf einer Schwimmbadwiese erlebt habe, wenn ich dort mit meinen Kindern war:
Christian, zirka neun bis elf Jahre alt, ist mit seiner Mutter im Schwimmbad. Auf dem Boden liegt ein CD-Walkman. Christian schnappt sich einige Steine und versucht, den Walkman zu treffen, was ihm auch immer wieder gelingt. Die Mama reagiert erstaunlich gelassen auf das, was ihrem Walkman buchstäblich andauernd zustößt. Christian schaut immer wieder verstohlen zur Seite und prüft, ob seine Mama auch gut zuguckt, was er denn da macht. Da die Mama einfach nicht in Bewegung kommt, obwohl sie sein Treiben bemerkt hat, nimmt Christian einen größeren Stein und »klopft« damit auf den Walkman. Endlich, wenn auch viel zu spät, reagiert die Mutter: »Hast du wirklich genug gegessen, Christian? Gell, mein Lieber, du hast noch Hunger? Willst du noch was?«
Christian würdigt seine Mama keiner Antwort, sondern fährt mit seinem zerstörerischen Spiel fort.

Schließlich sagt Mama mit weicher Stimme: »Du hast zu wenig geschlafen! – Jetzt ist mir alles klar! Du bist müde, stimmt's?« Dann streichelt sie ihm zärtlich über den Kopf. Christian hat seine Mutter gut erzogen. Offensichtlich haben sie schon viele solcher Spielchen gespielt. Er hat seine Mama voll unter Kontrolle und steuert sie. Nicht sie kontrolliert ihn, sondern umgekehrt! Er erhält die volle Aufmerksamkeit von ihr, indem er ihr keine Antworten gibt. Sie hat sich so weit gedemütigt vor ihrem Kind, dass sie um Antworten betteln muss: »Was ist denn, Schatzilein? Was ist denn los?«, sagt sie schließlich mit schmelzendem Ton in der Stimme zu ihm.
Das zehnjährige »Schatzilein« bearbeitet weiter munter den Walkman. Es ist offensichtlich, dass Christians Mutter sich ihrem Kind gegenüber (unbewusst) für das partnerschaftliche Erziehungskonzept entschieden hat. Sie hat Angst, seine Zuneigung zu verlieren, und übergibt immer mehr Erziehungskraft dem Kind, statt dass sie selbst sie ausübt. Nie würde sie sich eingestehen, dass »Schatzilein« weder müde ist noch Hunger hat, sondern dass es eine extreme Sehnsucht danach hat, endlich eine konsequente, starke Mutter zu erleben.

Dem Verhalten dieser Mutter nach zu urteilen, könnte man annehmen, dass sie alleinerziehend ist und in ihrem Sohn einen Partnerersatz sieht. Allerdings erlebe ich dieses Eltern-Kind-Muster auch in »normalen« Familien! Mit einer solchen Partnerrolle ist das Kind völlig überfordert. Es muss dann besonders nervig werden, um der Mutter zu zeigen, dass es ihr bestimmte Dinge gar nicht geben kann und sie sich diese woanders holen muss. Christian bleibt der Mutter gegenüber keine andere Wahl, als mit der Zeit immer provozierender zu werden – anders scheint sie nicht mehr erreichbar zu sein. Auf diese Weise können Kinder ziemlich brutal werden.

Als Christian es dann irgendwann zu bunt mit dem technischen Gerät treibt, nimmt die Mutter es einfach weg und steckt es in ihren Rucksack. Nicht mit einem einzigen Wort hat Christian erfahren, dass irgendetwas an seinem Verhalten nicht in Ordnung war! Sogar das Gegenteil ist der Fall! Während er den Walkman aggressiv bearbeitet hat, streichelte sie ihm auch noch über den Kopf! Körpersprachlich stimmt sie damit seinem Verhalten voll zu.

Was wäre gewesen, wenn die Mutter das Gerät nicht endlich weggepackt hätte, sondern einen schrecklichen Schrei- und Wutanfall bekommen hätte – vielleicht sogar noch mit einer deftigen Strafe? Leider weiß ich aus meinen Beobachtungen und Beratungen, dass genau dies oft passiert, wenn der »Schmusekurs« keinen Erfolg zeitigt. Für die Kinderpsyche wäre das eine Katastrophe. Noch kurz vorher wurde Christian dafür gestreichelt, dass er den Walkman mit Steinen bewarf. Wie soll das Kind verstehen, dass es nun plötzlich angeschrien wird und eine Strafe erhält? Es gab für das Kind nicht die geringste Vorwarnung! Ein Kind, das man so unberechenbar und »schizophren« behandelt, fühlt sich extrem verunsichert, fast innerlich gespalten, und kann die Erwachsenenhandlungen nicht mehr einordnen. Das Kind wird im seelischen Bereich orientierungslos. Kinder brauchen aber Berechenbarkeit, eine ruhige Stimme des Erwachsenen und klar angekündigte Botschaften, die in aller Ruhe konsequent vertreten werden.

Das Kind aus unserem Beispiel geht natürlich mit dem verinnerlichten Erwachsenenvorbild seiner Mutter auch in die Schule. Unbewusst erwartet es, dass die Lehrer genauso widersprüchlich und inkonsequent in ihrem Verhalten sind wie seine Mutter. Die Konflikte mit der Schule und später am Ausbildungsplatz werden so von Christians Mutter Tag für Tag programmiert! Auch wenn viele Eltern die Schuld der Probleme stets bei den Lehrern und Ausbildern suchen: Welche Chancen haben Lehrer im Umgang mit den Schülern, wenn sie es mit Kindern wie Christian zu tun bekommen?
Wie nun verhält man sich konsequent, ohne sich auf Machtspiele einzulassen und »auszurasten«? Dazu ein weiteres Beispiel.

Beispiele: morgendliches Bummeln und das Thema »Ernährung«

In konservativen und autoritären Erziehungsmodellen wird oft die Strafe in den Mittelpunkt gestellt. Sicherlich haben Strafen in bestimmten Fällen ihre Berechtigung, aber viel wichtiger ist das konsequente Verhalten der Eltern. Zunächst am Fall des »morgendlichen Bummelns« soll hier einmal exemplarisch gezeigt werden, wie man konsequent mit einem Kind umgehen kann. Wenn der zehnjährige Michael morgens nicht aus dem Bett kommt, kann man ihm sagen: »Falls du auch weiterhin zu spät zum Frühstück kommst, wecke ich dich ab sofort eine Viertelstunde früher, damit du mehr Zeit hast, in die Gänge zu kommen.« In vielen Fällen wird diese Ankündigung oder

das tatsächlich erlebte frühere Wecken das Problem schnell lösen.
Wenn nicht, kann man zum Beispiel sagen: »Ab sofort werde ich dich jetzt nicht mehr drängen, mit allem zeitig fertig zu werden. Auf dem Küchentisch und auch in deinem Kinderzimmer steht eine Uhr, so dass du immer die Uhrzeit im Blick hast. Du allein trägst die Verantwortung, pünktlich zur Schule zu kommen.«
Auch wenn es Ihnen als Elternteil schwerfällt: Kümmern Sie sich überhaupt nicht mehr um das Kind! Gehen Sie einfach völlig normal Ihren gewohnten Tätigkeiten nach. Falls es absehbar ist, dass das Kind zu spät in die Schule kommt, rufen Sie (ohne dass das Kind es mitbekommt!) den Lehrer an und informieren Sie ihn, dass Ihr Kind später kommen wird, weil es bummelt.
Besprechen Sie mit dem Lehrer, was es nun zu erwarten hat. Verbünden Sie sich in diesem Fall mit dem Lehrer – nicht mit dem Kind! Am besten wäre es, der Lehrer würde das Kind ruhig und gelassen beim verspäteten Betreten des Klassenzimmers fragen, warum es denn so spät komme. Bei vielen Kindern reicht ein einziges Erlebnis dieser Art, um zukünftig pünktlich zu sein! Denn es macht wenig Freude, vor der gesamten Klasse über sein morgendliches Bummeln zu reden. Falls Michael den Lehrer anlügen und irgendwelche Ausreden erfinden sollte, kann dieser ganz gelassen reagieren: »Komisch, deine Mutter hat mir am Telefon eben etwas ganz anderes erzählt …« Der Lehrer wird die Lacher auf seiner Seite haben, und das Kind wird sich bestimmt in Zukunft nicht mehr so blamieren wollen.
Erfahrungsgemäß reichen die hier skizzierten Vorschläge völlig aus, um das Problem dauerhaft zu lösen. Falls doch

nicht, kann bei wiederholtem »Bummeln« der Lehrer Nachsitzen oder Strafarbeit anordnen.
Je intensiver die Eltern sich mit dem Lehrer verbünden, desto schneller wird sich Erfolg zeigen! Wichtig ist, dass zwischen Lehrer und Eltern kein Blatt passen darf! In dem Moment, in dem sich Schüler und Eltern gegen die Lehrer verbünden, wird das immer negative Folgen haben! Wie können Lehrer unsere Kinder unterstützen, wenn wir sie als inkompetent hinstellen, schlecht über sie reden und sie gemeinsam mit den Kindern auslachen? Meiner Beobachtung nach kommt so etwas leider nicht gerade selten vor.
Kinder, die selbständig erfahren haben, dass sie Lehrer nicht gegen die konsequenten Eltern und Eltern nicht gegen die Lehrer ausspielen können, werden in der Regel ein wunderbares Sicherheitsgefühl in der Schule und im Alltag entwickeln! Und sie werden auch in der Berufsausbildung keine Probleme mit Vorgesetzten haben.

Falls der eher unwahrscheinliche Fall eintreten sollte, dass auch die oben geschilderte Konsequenz unserem Michael nicht helfen sollte, pünktlich zu sein – was dann? Vater und Mutter können Michael fragen, warum er es denn immer noch nicht schaffe, pünktlich in der Schule zu erscheinen. Wenn er antwortet, dass die Schule so »anstrengend« sei und er öfter »Auszeiten« brauche, können die Eltern ihm antworten: »Da es dich solche Anstrengung kostet, morgens pünktlich in der Schule zu sein, und da du dich mit allem völlig überfordert fühlst, musst du jetzt deine Kräfte stark schonen! Wir verstehen sehr gut, dass du Rücksicht auf dich nehmen möchtest! Da die Schule (selbstverständlich!) Vorrang vor dem Spielen hat, haben Papa und Mama eine

Entscheidung für dich getroffen: Vorläufig kannst du nicht mehr mit anderen Kindern nachmittags spielen [oder Computerspiele machen oder eine andere Lieblingsbeschäftigung ausüben]. Denn deine ganze Energie muss selbstverständlich zunächst einmal der Schule zugutekommen. Erst wenn es in der Schule wieder normal läuft, können wir dir zumuten, dich mit Freunden zu treffen.« Um pädagogisch wirken zu können, muss man in der Tat die »heiligen Kühe« der Kinder (Lieblingsbeschäftigungen) beschneiden! Wie sollen sie uns sonst ernst nehmen?

Man könnte meinen, ich schreibe hier über Selbstverständliches. Dem ist keineswegs so! Leider haben auch Menschen, die beruflich mit den Problemen unserer Kinder zu tun haben, nicht selten bedenkliche Einstellungen darüber, was eine »gute« Eltern-Kind-Haltung ist. Ein Beispiel: Eine Mutter hatte einen zwölfjährigen Sohn, der vor allem in der Schule immer wieder die Grenzen verletzte und sehr aufsässig war. Er war deswegen bei einem Kinderpsychotherapeuten in Behandlung. Die Frau erzählte, dass der Therapeut sie immer wieder ermahnte, ja nicht zu »streng« mit dem Kind zu sein, um es nicht zu überfordern: »Lassen Sie ihm bitte ab sofort Dinge durchgehen, die Sie ihm früher nicht gestattet hätten. Die Situation verschlimmert sich nur, wenn Sie zu konsequent in der Erziehung sind. Er braucht Schonung …« Man kann sich ausmalen, welch schlimme Folgen dieser therapeutische Rat hatte.
Statt besser, wie vom Kindertherapeuten erhofft, wurde die Situation selbstverständlich noch schlimmer: Der Sohn schwänzte nun oft die Schule, machte seine Hausaufgaben nicht, erledigte seine häuslichen Pflichten nicht und so fort.

Gern wollten die Eltern den Sohn mit spürbaren Konsequenzen konfrontieren: Zum Beispiel machte der Vater den Vorschlag, der Sohn dürfe erst dann mit seinen Freunden spielen, wenn er die Hausaufgaben gemacht habe. Der Therapeut redete den Eltern das aus, weil er befürchtete, dass die Situation nur noch schlimmer werden würde, wenn man ihn zu sehr »reize«. Offensichtlich war der Therapeut tief der »partnerschaftlichen Pädagogik« verschrieben.

Mit dem »Gereiztwerden« lag es aber genau umgekehrt: »Gereizt« wurde das Kind gerade dadurch, dass es keine Konsequenzen seiner Eltern mehr spüren durfte. Statt die Eltern zu stärken, schwächte der Therapeut die Erziehenden! Die Folge war, dass der Sohn mit der Zeit völlig die Achtung vor den Erwachsenen verlor, seine Lehrerin anspuckte und schließlich die Situation so eskalierte, dass ein Schulwechsel notwendig wurde. Dem Sohn wurde nicht die geringste Chance gegeben, Alternativen zu entwickeln. In seiner Hilflosigkeit ist das Kind gezwungen, immer schlimmer zu reagieren, weil es nie die Hoffnung aufgibt, irgendwann doch noch auf starke Erwachsene zu treffen, die ihm Halt, Liebe, Sicherheit, Verständnis und Konsequenz entgegenbringen.

Gerade auch die sogenannten schwierigen Kinder sollten genauso wie alle anderen das erhalten, wonach sie sich sehnen: Mit Geduld und Liebe gepaart, gibt es kein besseres Heilmittel als konsequentes Verhalten der Erwachsenen. Wenn natürlich selbst Pädagogik- und Psychotherapieprofis das Gegenteil davon verkünden, kann dies bei Eltern nur Verunsicherung auslösen. Die Rechnung dafür zahlen leider unsere Kinder, die durch die Inkonsequenz der Eltern »gezwungen« werden, ihr Verhalten eskalieren zu lassen.

Wenn man sich als Eltern für eine konsequente Erziehung entschieden hat, ist es aber auch wichtig, diese in gleichbleibender Weise anzuwenden. Je nach Lust und Laune jeden Tag anders damit umzugehen verwirrt die Kinder. Beispielsweise ist es konsequent, wenn Papa das Fahrrad des Sohnes Max für drei Tage in den Keller schließt, weil dieser es an der Straße oder vor dem Türeingang hat liegen lassen. Der Sohn wusste durch die Vorankündigung der Eltern, er soll sein Fahrrad am vorhandenen Fahrradständer einstellen, und wenn er dies nicht macht, würde es für drei Tage wegkommen. So weit, so gut.
Was passiert aber, wenn Papa beim nächsten Mal einfach stillschweigend das liegen gelassene Fahrrad selbst zum Fahrradständer bringt? Vielleicht ist er müde, oder es ist ihm heute zu dumm, das Fahrrad in den Keller zu tragen und wegzuschließen und dann anschließend auch noch Max zu konfrontieren. Was lernt Max durch das Verhalten seines Vaters? Er lernt: »Eigentlich kann ich mein Fahrrad doch überall liegen lassen, denn Papa bringt es ja schließlich selbst an den Fahrradständer. Außerdem kann ich es gleich morgen wieder benutzen, denn es wurde ja nicht in den Keller gebracht.«
Max wird in Zukunft so lange das Fahrrad immer wieder liegen lassen, bis er hundertprozentig herausgefunden hat, wie denn nun seine Eltern letztlich verfahren. Sind sie konsequent oder inkonsequent? Wenn wir uns als Eltern den Luxus leisten, aus irgendwelchen Gründen uns an unterschiedlichen Tagen unterschiedlich konsequent zu verhalten, verunsichern wir unsere Kinder sehr. Sie wissen überhaupt nicht, woran sie mit uns sind! Unsere Kinder sollten es uns aber wert sein, dass wir ihnen einen stabilen

Rahmen vermitteln. Ein solcher Rahmen ist durch ein berechenbares Verhalten der Eltern geprägt. Kinder haben das Recht, zu wissen, woran sie mit ihren Eltern sind!

Die tägliche Inkonsequenz vieler Eltern schadet unseren Kindern in vielerlei Hinsicht. Auf das oft zitierte Computer- und TV-Problem will ich hier gar nicht eingehen, weil dies andere vor mir schon zur Genüge getan haben. Da es mir persönlich ein Anliegen ist, möchte ich aber noch ein paar Anmerkungen zum Thema »Ernährung« machen, weil gerade hier unsere Kinder einiges durch die Inkonsequenz der Erwachsenen »auszulöffeln« haben.
Die Folgen der Beschleunigung unserer Gesellschaft zeigen sich zweifellos auch im Verfall der Ess- und Tischkultur, was keine guten Folgen für unsere Kinder hat. Ein gemeinsames Essen am Tisch, bei dem jeder bis zum Schluss sitzen bleibt, ist in vielen Familien die Ausnahme. Dabei könnte und sollte ein gemeinsames Essen, bei dem man sich miteinander austauscht, ein sozialer Haltepunkt für alle sein.
Stattdessen kommt und geht in vielen Familien jeder, wann er will, bedient sich am Kühlschrank nach Lust und Laune und hat kaum einen Blick für die anderen Familienmitglieder übrig. Wenn die Erwachsenen sich so verhalten, muss man sich nicht wundern, dass auch die (schon etwas größeren) Kinder kommen und gehen, wann sie wollen.
Eine Gesellschaft im Geschwindigkeitsrausch scheint auch kaum noch andere Möglichkeiten als Mikrowelle, Fastfood und den völligen Verzicht auf frisch gekochtes Gemüse zu ermöglichen. In der vierten Grundschulklasse ist beispielsweise die Bedeutung des Wortes »Mangold« den meisten völlig unbekannt! Die Kinder denken, es ist ein Ritter aus

dem Mittelalter oder eine Comicfigur … Außer Karotten, Erbsen und Paprika ist die Kenntnis von vielen verschiedenen Gemüsesorten bei vielen erschreckend gering, wie ich immer wieder feststellen musste. Eine große Zahl unserer Kinder wächst mehr oder minder »gemüsefrei« auf. Da nicht wenige Eltern dic Verantwortung für die Abfassung des Speiseplans völlig an die Kinder übergeben haben – man darf den Kindern ja nichts »aufzwingen« –, wird möglicherweise die nächste Generation bestimmte Gemüsesorten nur noch aus Geschichtsbüchern kennen.

Überhaupt nicht bedacht wird jedoch, welche Folgen die Dominanz der Kinder über die tägliche Essensauswahl, nämlich viel Fettes und Süßes, für sie und ihre Zukunft hat: Der ganze Organismus übersäuert immer mehr! Dies führt langfristig zu gesundheitlichen Beeinträchtigungen.

Natürlich greift es zu kurz, wenn man behauptet: »Der Mensch ist, was er isst.« Dennoch darf man fragen, ob in einem krankheitsanfälligen, chronisch übersäuerten Körper ein entspanntes, soziales Denken entstehen kann.

Egal, ob es um Schulaufgaben, Computerspiele oder die Ernährung geht, wird der Umgang mit den Kindern noch weiter dadurch erschwert, dass Väter und Mütter oft unterschiedliche Ansätze haben. Bekanntermaßen sind nicht wenige Ehen an unterschiedlichen Erziehungsvorstellungen der Eltern gescheitert.

Auch das folgende Beispiel von Heinz und Marianne zeigt uns, wie mühsam der Alltag mit Kindern ist, wenn die Erziehenden an verschiedenen Seilen ziehen. Insbesondere dann, wenn der eine konsequent und der andere inkonsequent im Verhalten den Kindern gegenüber auftritt, führt dies zu Verwirrung bei allen Beteiligten.

Konsequente Erziehung statt einer Familienaufstellung: Heinz und Marianne

Heinz und Marianne kommen in meine Praxis, weil es Probleme mit dem vierzehnjährigen Sohn Marco gibt. Der Therapeut fragt genauer nach.

Marianne: »Die Probleme sind so schlimm geworden, dass wir jetzt dringend eine Familienaufstellung für unseren Sohn machen sollten.«

Heinz: »Eigentlich finde ich die Situation gar nicht so schlimm. Für mich ist das alles im normalen Bereich.«

Der Therapeut zu Marianne: »Was genau ist denn so schlimm? Nimmt Marco Drogen, übt er Gewalt aus, gab es einen Selbstmordversuch?«

Beide Eltern schütteln entsetzt den Kopf, und Marianne sagt: »Zum Glück ist das alles nicht der Fall.«

Der Therapeut: »Was ist dann das Schlimme?«

Marianne: »Mein Sohn verachtet mich, sehr sogar. Ich glaube, das kommt aus der Herkunftsfamilie meines Mannes. Das müsste für Marco aufgestellt werden. Ab und zu trinkt Marco auch schon etwas Bier.«

Heinz: »Alles dummes Zeug! Marco ist ganz normal. Außerdem ist er in der Pubertät! Und ein Glas Bier habe ich in diesem Alter auch schon getrunken!«

Der Therapeut nickt Heinz zu und fragt ihn: »Warum verachtet Marco Ihrer Meinung nach seine Mutter?«

Heinz (redet sich in Rage): »Sie kann ihn nicht loslassen! Ist es denn normal, wenn man einem Vierzehnjährigen noch morgens das Schulbrot schmiert? Ist es normal, dass ein Kind, wenn es nicht zum Essen erscheint, das Essen nachgetragen bekommt? Ist es normal, dass man einen Vierzehnjährigen anbettelt, er möge doch noch eine zusätzliche Scheibe Brot essen, und ihm sogar täglich noch den Schulranzen richtet? Ich bin doch nicht sein Diener! Wie soll mich Marco ernst nehmen, wenn ich dauernd vor ihm auf die Knie falle? Ich jedenfalls fühle mich von Marco geachtet, und ich habe auch keine Probleme mit ihm, er mit mir auch nicht! Bei mir weiß er, wo's langgeht: Wenn er nicht zum Essen da ist, dann fastet er halt mal!«

Der Therapeut zu Marianne, die angefangen hat zu weinen: »Was sagen Sie denn dazu?«

Marianne: »Leider stimmt das! Ich kann ihn nicht loslassen. Ich meine immer, ihm was Gutes tun zu müssen.«

Heinz: »Sie erstickt ihn mit ihrer Liebe! Sie läuft ihm nach!«

Der Therapeut zu Marianne: »Sie suchen etwas bei Ihrem Sohn, mit dem er absolut überfordert ist. Vielleicht müssen Sie sich therapeutisch einmal anschauen, was *Ihnen* eigentlich fehlt, damit Sie es nicht bei Ihrem Sohn suchen müssen.«

Marianne (trotzig): »Es ist wichtig, dass wir jetzt für Marco eine Aufstellung machen, nicht wahr?«

Heinz (mischt sich ein): »Wenn es wirklich notwendig ist, bin ich durchaus zu einer Aufstellung bereit, aber für solche Probleme braucht man doch keine Familienaufstellung!«

Der Therapeut: »In der Tat! Hier sieht es nach Problemen aus, die hausgemacht sind und die man allein mit der richtigen elterlichen Haltung lösen kann. Wenn Sie es wünschen, können wir kurz mit Holzfiguren und Papierscheiben prüfen, ob es tatsächlich einer Aufstellung bedarf.«

Die Eltern sind damit einverstanden. Im Dreieck werden eine Holzfigur für Marco, eine grüne Papierscheibe und eine rote Papierscheibe im gleichen Abstand auf den Boden gelegt. Rot wird definiert als »Es braucht zum jetzigen Zeitpunkt keine Aufstellung; es genügt, konsequent zu sein«. Grün bedeutet: »Es gibt wichtige systemische Hintergründe, die die Eltern für ihren Sohn in der Gruppe aufstellen sollten.«

Damit wir uns nicht gegenseitig beeinflussen, spüren wir es nacheinander, ohne den anderen zu sagen, was wir empfunden haben. Sowohl Heinz als auch der Therapeut spüren auf der Position von Marco, dass es eindeutig einen Sog nach der roten Scheibe gibt. Marianne dagegen sagt: »Ich bin im Moment völlig verwirrt, ich kann weder nach rechts noch nach links einen Sog spüren.«

Der Therapeut: »Ihr Mann hat es richtig wahrgenommen! Es braucht zum jetzigen Zeitpunkt keine Aufstellung. Aber vielleicht sollten Sie sich bei Gelegenheit dem psychischen Thema stellen, das in dieser Sitzung aufschien.«

In diesem Gespräch wurde sehr schnell deutlich, wer von den beiden Eltern konsequent in der Erziehung ist und wer nicht. Regelmäßig verweigern Kinder den Elternteilen, die inkonsequent sind, die Achtung. In diesem Beispiel betraf das die Mutter. Da man aber gern den Balken im eigenen Auge nicht sieht, erkennt man das Problem meist zu Unrecht beim Partner.

Kommen wir von dieser Fallgeschichte zu einem vorläufigen Fazit beim Thema »Eltern und Kinder«: Was nutzt die intensivste Familienaufstellung, die wir für unsere Kinder in einem Seminar durchführen, wenn wir dann zu Hause mit ihnen inkonsequent umgehen?

Glücklicherweise habe ich aber auch schon erlebt, dass Eltern, auch ohne Hinweise meinerseits, nach einer Aufstellung automatisch in die richtige Haltung gegenüber ihren Kindern gegangen sind. Wie kann das passieren? Aufstellungen zeigen immer wieder, dass Kinder sich nur sicher und gut fühlen, wenn sie klein sein dürfen und wenn sie gleichzeitig ihre Eltern als groß erleben! Wenn ein Vater oder eine Mutter diese Erfahrung innerhalb eines Seminars verinnerlicht, können sie von selbst in die richtige Haltung dem Kind gegenüber gelangen!

Leider befinden sich schon seit langem viele Eltern in einer aus meiner Sicht höchst problematischen Haltung ihren Kindern gegenüber: Sie ordnen sich ihnen unter! Diese Unterordnung erwarten die Kinder und Jugendlichen dann auch in der Schule und am Arbeitsplatz von Lehrern und Vorgesetzten. Spätestens im Beruf werden sie jedoch mit der Realität konfrontiert. In der Berufsausbildung kommt es immer öfter vor, dass Ausbilder und Lehrherren es mit jungen Menschen zu tun haben, die aus dem Elternhaus eine ernste Beziehungsstörung mitbringen. Nicht selten führt diese Beziehungsstörung dazu, dass der Jugendliche beziehungsweise junge Mensch die Ausbildung aus genau diesem Grund abbrechen muss.

Welches Ausmaß diese gesamtgesellschaftliche Entwicklung schon genommen hat, zeigt beispielsweise eine Online-Umfrage der Industrie- und Handelskammer Oberbayern unter 1250 Betrieben für den Ausbildungsjahrgang 2009. Der Grund für die Nichtbesetzung von Lehrstellen war 2007 zu 44 Prozent »mangelnde Ausbildungsreife«. 2008 waren es schon 52 Prozent, und 2009 gab es einen Anstieg auf 57 Prozent. Wer diese Zahlen verharmlost, will ein gigantisches Problem nicht erkennen, das auf uns zurollt.

Im März 2010 sorgte eine Ausbildungsumfrage des Deutschen Industrie- und Handelskammertages, »Ausbildung 2010«, für Aufsehen. Fehlende Disziplin und Belastbarkeit der jungen Menschen wird hier beklagt. Und eigentlich ganz normale soziale Verhaltensweisen kann man von vielen Jugendlichen heute kaum noch erwarten: Eine Ausbildungsleiterin einer großen baden-württembergischen Firma: »Es gibt Auszubildende, die gar nicht daran denken, uns zu informieren, wenn sie verschlafen haben. Das hat in den vergangenen Jahren deutlich zugenommen.«[17] Auch in den Berufsschulen nehmen unentschuldigte Fehlzeiten immer mehr zu.

Zur mangelnden Ausbildungsreife der Jugendlichen gehört auch, dass nicht wenige junge Menschen immer mehr nach dem Lustprinzip orientiert sind (»null Bock«). Sie weisen eine geringe Frustrationstoleranz auf, bedienen sich bei Problemen einfacher Schuldzuweisungen und können sich immer schlechter in ihr menschliches Gegenüber einfühlen.[18] Auch können sie ihre eigenen Gefühle nicht richtig ausdrücken und wissen beispielsweise schon beim Bewerbungsgespräch nicht, wie man angemessenes Verhalten zeigt. Überspitzt formuliert: Ein Teil der Jugendlichen entwickelt regelrecht autistische Züge! In der Tat lässt sich durch umfangreichen Konsum von Videos und Gewaltspielen im Internet keine soziale Kompetenz erwerben!

DIHK-Sprecher Martin Wansleben hob hervor, dass mittlerweile eine steigende Anzahl von Firmen dazu gezwungen sei, eine Art von Nachhilfe für ihre Auszubildenden zu organisieren: »Die Unternehmen werden immer mehr zu Reparaturbetrieben« dessen, was Elternhaus, Schule und Gesellschaft nicht mehr zu leisten vermögen.[19] Auch die Bundesregierung hat mittlerweile auf diese Situation reagiert. Im Juni 2010 beschloss sie ein bundesweites Programm für mehr als tausend ehren- oder hauptamtliche »Berufslotsen«. Schon in der siebten Klasse sollen diese Lotsen beginnen, den Jugendlichen eine berufliche Orientierung zu vermitteln, und ihnen helfen, die Schwächen der späteren Bewerber aufzufangen. Bis zu 60 000 Hauptschüler sollen mit diesem Programm erreicht werden. Was jedoch damit wirklich erreicht werden kann, bleibt aus meiner Sicht fraglich.

Während ich dies hier schreibe, sind die Medien voll von dem Skandal um die französische Fußball-Nationalmannschaft bei der WM in Südafrika. Betrachtet man das Ganze näher, geht es exakt um die Dinge, von denen dieses Kapitel handelt, nämlich die geistige und soziale Entwicklung von jungen Menschen in den modernen Gesellschaften.

»Arrogant, beleidigend, autistisch. Genau so haben die Franzosen ihr Team bei dieser WM erlebt«, schreibt die *Süddeutsche Zeitung.*[20] Beschimpfungen, die unter die Gürtellinie gingen, Trainingsstreiks, wüste Prügeleien, Presseboykotte und vieles mehr prägten das Bild. Autorität anzuerkennen scheint für nicht wenige junge Erwachsene nur noch schwer möglich zu sein.

Die von der französischen Sportministerin Bachelot als »moralisches Desaster« bezeichneten Vorgänge kommentiert der an gleicher Stelle zitierte französische Philosoph Alain Finkielkraut so: »Diese Mannschaft mag Frankreich nicht repräsentieren, doch ach, sie spiegelt es wider.« Ähnliches schreiben auch die Leitartikler großer französischer Zeitungen: »Ohne Werte, ohne Respekt, ohne Erziehung« sei diese neue Generation von Fußballern.[21]

Ein anderes Beispiel: Wenn man Mordprozesse junger Erwachsener oder Jugendlicher aus jüngster Vergangenheit analysiert, fällt Folgendes auf. Vom Richter nach dem Motiv befragt, antworten die Täter oft mehr oder weniger identisch: »Mir war langweilig«, »Es hat sich zufällig so ergeben, ich wollte niemanden töten«, »Mir ging es nicht ums Geld, ich wollte einfach meinen Spaß haben«, »Ich weiß es auch nicht« ...

Auch hier entdecken wir autistische Züge und fehlende soziale Wahrnehmungsfähigkeit. In der Tat haben wir es mit gesellschaftlichen Veränderungen zu tun. Diese Entwicklung wird sich wohl in Zukunft in allen Industrieländern verstärken, denn überall werden krankhafter Individualismus und Egozentrik gefördert, indem man den Kindern das Konsequenzprinzip vorenthält.

Doch wenden wir uns nun wieder intensiver dem zu, was Familienaufstellungen zum Kind-Eltern-Thema verdeutlichen.

Ist es schon fast der Normalfall, dass Eltern »klein« und Kinder »groß« sind, braucht man sich nicht zu wundern, wenn Eltern bei wichtigen Lebensentscheidungen nicht auf sich schauen, sondern nur auf die Kinder. Das hat für beide schlimme Folgen. Kinder fühlen sich nur dann gut, wenn es auch ihren Eltern gutgeht und diese keine unverhältnismäßigen persönlichen Opfer bringen müssen. Alberts Aufstellung macht dies eindrücklich klar.

Zunächst folgen jedoch Aufstellungen, die bewusst machen, wie notwendig für die Kinderpsyche und ihre Entwicklung seelisch starke und »große« Eltern sind (Norbert sowie Cindy und Fred). Kinder können in der Tat sehr

wütend werden, wenn man sich ständig vor ihnen »klein« macht.
Wenn es für die Kinder förderlich ist, dass Eltern »groß« sind, darf das aber keinesfalls missverstanden werden. Wir als Eltern sind den Kindern nur an die Seite gestellt, wir können nicht über sie oder über ihre Seele verfügen. Angelikas Aufstellung macht dies unmissverständlich klar.

»Am liebsten würde ich Papa ohrfeigen!«: Norbert

Norbert kommt mit seiner Frau Jutta in meine Praxis, weil sie nicht mehr wissen, wie es weitergehen soll mit ihrem vom Aufmerksamkeitsdefizitsyndrom (ADS) betroffenen Sohn. Mit Holzfiguren können wir erarbeiten, dass die Symptome mit Norbert zusammenhängen. Sohn Marcel trägt etwas für seinen Vater.
Wochen später in der Gruppe stellt Norbert sich, seinen achtjährigen Sohn Marcel und eine Frau für das ADS auf. Wie ich schon in einem meiner Kinderbücher aufgezeigt habe,[22] geht es beim ADS wie auch bei der ADHS (Aufmerksamkeitsdefizit-Hyperaktivitätsstörung) oft um den gewaltsamen Tod eines Familienmitglieds. Hier ist es nicht anders. Die Stellvertreterin des ADS fühlt sich mit der Schwester von Norberts Vater verbunden, deren Auto auf einem Bahnübergang vom Zug gerammt worden war. Die Frau starb dabei qualvoll. Marcel gelingt es, in Liebe von der Großtante Abschied zu nehmen. Norbert jedoch tut sich schwer, sie in sein Herz zu nehmen. Marcel steht daneben und wird ganz ungeduldig. Er schaut zum Seminarleiter.
Der Seminarleiter: »Ja, was ist mit dir?«

Marcel: »Ich bin wütend auf meinen Papa! Er macht sich immer so klein! Am liebsten würde ich ihn ohrfeigen, damit er endlich aufwacht!«

Der Seminarleiter zu Norbert: »Was sagst du dazu?«

Norbert (der immer noch vom Stuhl aus zusieht): »Ja, das stimmt. Meine Frau sagt mir stets, dass ich zu wenig in meine Kraft gehe und dass ich den Kindern alles durchgehen lasse.«

Marcel: »Genau! Wie soll ich ihn achten, wenn ich mit ihm dauernd den Kasper machen kann?«

Die Kraft, in die eigene Männlichkeit und Vaterenergie zu kommen, stammt in der Regel vom eigenen Vater und seinen männlichen Vorfahren. So ist es auch hier. Norbert kommt selbst in seine Aufstellung. Nachdem wir vier Generationen von Männern hinter Norbert aufgebaut haben, gelangt er endlich an seine männliche Kraft. Mit den Männern im Rücken kann er schließlich auch seine Tante ins Herz nehmen und sie um ihren Segen für Marcel bitten.

Marcel reagiert spontan recht trocken: »Endlich habe ich einen Vater! Aber sobald er zu Hause wieder in seine Schwäche geht, wird er von mir eine ziemliche Wut abbekommen. Ich mach ihn dann fertig, damit er sich wieder an all das hier erinnert! Ich brauche einen starken Papa, einen, der mich führt!«

Norbert nickt betroffen.

Der Seminarleiter gibt Norbert nach Beendigung der Aufstellung noch den Auftrag, dem Sohn in schlichten, kindgemäßen Worten die Geschichte und das Schicksal seiner Großtante zu erzählen. So weiß der Sohn auch in seinem Bewusstsein, dass die Großtante einen guten Platz in seiner Familie hat.

»Eigentlich brauche ich die Stütze, nicht die Mama!«: Cindy und Fred

In der Geschichte von Cindy und Fred ist vieles ganz ähnlich wie bei Norbert. Allerdings machen sich hier beide Erwachsenen klein und erscheinen als sehr schwach.

Cindy und Fred kommen zusammen zum Gruppenseminar. Ihre Tochter Sabrina ist zwanzig Jahre alt und seit fünf Jahren an Schizophrenie erkrankt. Die Aufstellung zeigt sehr schnell, dass die Stellvertreterin der Schizophrenie auf den Vater Fred fixiert ist. Fred war vier Jahre alt, als seine drogenkranke Mutter verstarb. Fred hat das bis heute nicht überwunden. Er hat seinen Schmerz um die Mutter nie zugelassen. Nun sitzt er völlig entspannt und ruhig auf dem Stuhl. Es ist fast unglaublich, wie »cool« er auf alles reagiert. Er lehnt es ab, in die eigene Aufstellung zu kommen, denn für ihn ist alles »in Ordnung«. Cindy dagegen weint viele Tränen angesichts der dramatischen Aufstellung.

Der Seminarleiter setzt sich neben die beiden und fordert Cindy auf, Fred in die Augen zu schauen und ihm zu sagen: »Ich höre jetzt auf, dein Schweres zu tragen. Du musst dich deiner Wunde selbst stellen. Ich schaue nun auf unsere Tochter!«

Während Fred nur ungläubig den Kopf schüttelt, weint Cindy umso mehr. Sie flüstert: »Ja, ja, ich weiß es ja schon so lange, dass ich alles für ihn trage. Mein Gott!«

Der Seminarleiter: »Indem du es ihm abnimmst, hat er es schwerer, sich dem Ganzen zu stellen. Du stiehlst es ihm … Sowohl für dich als auch für Sabrina ist es wichtig, dass du stark wirst – für euch alle ist das wichtig! Wenigstens einer muss hier stark sein. Das bist du!«

Cindy nickt heftig, während sie immer noch weint. Auch Cindys Stellvertreterin nickt vehement, wobei Sabrina die ganze Zeit ihren Arm tröstend um die Mutter gelegt hat. Man sieht, dass sie Cindy stützen will.

Der Seminarleiter: »Wie geht es dir, Sabrina?«

Sabrina: »Mama ist so schwach! Ich muss sie stützen. Aber eigentlich müsste sie mich stützen, denn ich bin auch schwach. Eigentlich bräuchte ich ihre Hilfe, denn Papa ist für mich überhaupt nicht erreichbar!«

Cindy auf ihrem Stuhl schluchzt auf, während Fred immer noch unbeteiligt ist. Cindy fragt, ob sie in ihre Aufstellung kommen darf.

Der Seminarleiter: »Ja, unbedingt. Ich wollte dich gerade fragen, ob du bereit bist!«

Cindy nimmt ihren Platz im Familiensystem ein. Sie sagt Fred noch einmal, dass sie ihm das Schwere lässt und sich nicht mehr bei ihm einmischt. Zu Sabrina sagt sie: »Lass das Schwere beim Papa. Neben mir bist du sicher! Ich gebe dir den Halt, den du brauchst!«

Sie sagt es mit viel Kraft. Sabrina reagiert enthusiastisch. Sie drückt ihre Mutter ganz fest und will sie nun gar nicht mehr loslassen. Jetzt sieht man deutlich, wer wen stützt. Endlich ist das Kind derjenige, der getröstet wird, nicht umgekehrt! An dieser Stelle wird die Aufstellung beendet.

Fred hat die Wahl, seine Kindheitswunde in einer Einzeltherapie anzugehen und/oder zu einem späteren Zeitpunkt den Tod der Mutter noch einmal aufzustellen. Doch der Schlüssel für den jetzigen Alltag liegt darin, dass die Mutter endlich in ihre Kraft geht.

Ein halbes Jahr nach dem Seminar erhalte ich folgende E-Mail von Cindy: »Für deine Hilfestellung für unsere Familie möchte ich mich herzlich bedanken ... Es hat sich nach diesem Seminar einiges bei uns verändert. Die schizophrenen Symptome bei Sabrina sind verschwunden!«

Weiter teilt Cindy mit, dass trotz dieser positiven Entwicklung bei Sabrina ein ganz normales Leben noch nicht möglich ist. Sie wird jetzt in ein psychosomatisches Therapiezentrum gebracht, in dem man ihr helfen soll, soziale Ängste loszulassen.

Es sei aus meiner Sicht noch hinzugefügt, dass bei einer solch schweren Krankheit Heilung ohnehin nur ein schrittweiser Prozess sein kann, der seine Zeit braucht. Den Grundstein hat hier die Mutter gelegt, die endlich in ihre eigene Größe gegangen ist.

»Ich will deine Seele!«: Angelika

Angelika spürt, dass sie nicht in ihrer Kraft ist. Wenn sie berufliche Projekte anfängt, verlässt sie schon bald der Mut, und sie gibt auf: »Das ist völlig untypisch für mich. Normalerweise ziehe ich immer die Dinge durch, die ich beginne. Ich weiß wirklich nicht, was los ist mit mir. Mir fehlt plötzlich die Kraft, die ich sonst hatte«, klagt sie.

Wir einigen uns, jemanden für Angelika und jemanden für die von ihr abgeschnittene Kraft aufzustellen. Für das »Symptom« wählt Angelika eine Frau aus. Die Stellvertreterin für die fehlende Kraft schaut starr auf den Boden.

Der Seminarleiter zu Angelika, die auf dem Stuhl sitzt:

»Deine Kraft geht anscheinend zu einem Toten, deswegen fehlt sie dir im Leben.«
Angelika: »Da fällt mir das Kind ein, das ich durch eine Eileiterschwangerschaft im dritten Monat verloren habe.«
Der Seminarleiter: »Ja, das nehmen wir jetzt dazu.«
Angelika: »Aber das habe ich schon in einem früheren Seminar bei dir aufgestellt.«
Der Seminarleiter: »Wir stellen es trotzdem auf. Es könnte ja sein, dass du mittlerweile aus der Lösung herausgegangen bist.«
Angelika wählt einen Mann aus der Gruppe für das Kind aus. Der Mann legt sich als das tote Kind auf den Boden. Angelikas Stellvertreterin schaut auf das Kind und beginnt zu zittern. Ihre Augen drücken Schmerz aus.
Der Seminarleiter zu Angelika: »Irgendwann in der Zeit nach der Aufstellung bist du wieder aus der Lösung herausgegangen. Wenn du heute noch in der Lösung gewesen wärest, dann hätte deine Stellvertreterin das Kind völlig gelöst und entspannt anschauen können.«
Angelika sitzt auf ihrem Stuhl und vergräbt weinend den Kopf in ihre Hände.
Der Seminarleiter: »Möchtest du in deine eigene Rolle gehen und mit dem Kind sprechen?«
Angelika nickt und geht in ihre eigene Rolle. Sie kniet sich zu ihrem Kind.
Angelika: »Ich kann hier gar nicht mehr weggehen. Ich muss immer hierbleiben.«
Das Kind schüttelt nach diesen Worten traurig den Kopf.
Der Seminarleiter zu Angelika: »Hast du seine Reaktion auf deine Worte gesehen? Er will dich nicht dauerhaft hier haben.«

Der tote Sohn nickt heftig.
Angelika (mit etwas Trotz): »Ich kann ihn aber nicht loslassen!«
Der Seminarleiter: »Schließ mal die Augen [Pause]. Spür in dich hinein, was es braucht, damit du ihn loslassen kannst.«
Angelika: »Ich will seine Seele!«
Das tote Kind (entsetzt): »Nein! Meine Seele gehört doch mir!«
Der Seminarleiter zu Angelika: »Mach die Augen noch mal zu und spür, was hier weiterhilft.«
Angelika schließt die Augen. Nach einer Pause sagt sie: »Ich kann ihn nicht loslassen, weil ich Angst habe, ihn zu vergessen.«
Das Kind grinst: »Es wäre für mich völlig in Ordnung, wenn sie mich vergessen würde!«
Mit dieser Antwort des Kindes hat Angelika nicht gerechnet. Sie ist entsetzt und weint.
Totes Kind (murmelt): »Was hat sie bloß? Ich will doch nur, dass es ihr gutgeht.«
Angelika hat vernommen, was das Kind gesagt hat, und hält nachdenklich inne.
Der Seminarleiter zu Angelika: »Willst du jetzt etwas Gutes für dich und dein Kind tun?«
Angelika nickt.
Der Seminarleiter: »Während du weiter mit der einen Hand seine Hand hältst, geht deine andere Hand auf dein Herz. Und dann atmest du ihn mit Liebe da hinein.«
Angelika nimmt sich Zeit und atmet den Sohn in ihr Herz. Auf Vorschlag des Seminarleiters sagt sie dem Kind: »Ich lasse dich jetzt ganz los. Du gehst mit deiner Seele deinen Weg, und ich gehe mit meiner Seele meinen Weg.«

Das Kind freut sich sichtlich. Nun kommt spontan die Stellvertreterin der abgeschnittenen Kraft näher: »Das war jetzt sehr gut für mich. Es geht mir besser. Aber es zieht mich noch woandershin, zu anderen [fragender Blick] Toten …? Sie sind auch noch für mich wichtig, bevor Angelika mich nicht mehr als ihr Symptom braucht.«
Schon vorher konnte man beobachten, dass die abgeschnittene Kraft immer wieder am Boden nach etwas anderem suchte. Angelika erzählt nun von Kriegstoten der Familie.
Der Seminarleiter: »Auch das müssen wir noch aufstellen! Setz dich mal wieder auf deinen Stuhl. Zunächst arbeite ich jetzt mit deiner Stellvertreterin weiter.«
Als Angelikas Stellvertreterin vor dem toten Kind steht, kann sie es völlig entspannt anschauen.
Der Seminarleiter zur »richtigen« Angelika: »Siehst du, wie sie reagiert? Man sieht hier deutlich, dass du im Moment in der Lösung bist. Es wäre gut für dich, du vergegenwärtigst dir in den nächsten Wochen diese Lösung ab und zu noch mal vor deinem inneren Auge.«
Nachdem Angelika ausführlicher über die anderen Toten der Familie gesprochen hat, werden diese noch dazugestellt. Da der weitere Gang dieser Aufstellung nicht mehr mit unserem unmittelbaren Thema zu tun hat, wird er hier nicht dargestellt. Am Ende der Aufstellung hat die Stellvertreterin des Symptoms das Bedürfnis, völlig zu verschwinden, weil sie nicht mehr von Bedeutung ist.

Die Aufstellung von Angelika zeigt, dass der richtige Umgang mit Kindern schon lange vor der Geburt beginnt. Kinder »gehören« sich selbst. Wir haben kein »Recht« auf ihre Seele. Dies gilt nicht nur für kleine und jugendliche, sondern auch für totgeborene oder im Mutterleib gestorbene Kinder. Wenn wir das verstanden haben, können wir unsere Kinder auch später, wenn sie als junge Menschen ins Leben gehen, besser loslassen. Außerdem hilft diese Erkenntnis uns auch, wenn wir unsere Kinder leiden sehen, beispielsweise wenn sie eine Erbkrankheit haben oder als junge Menschen die Folgen einer falschen Lebensentscheidung tragen müssen. Auch unsere Kinder haben ein Recht auf seelische Entwicklung, die wir ihnen nicht abnehmen können! Seelischer Fortschritt ist nie völlig schmerzfrei möglich.

»Das kann ich meinem Kind doch nicht antun!«: Albert

In unserer Gesellschaft ist es leider üblich, dass die Eltern bei wichtigen Lebensentscheidungen nicht auf sich schauen, sondern auf die Kinder. Für die Kinderpsyche hat das schlimme Folgen. Kinder fühlen sich nur dann gut, wenn es auch ihren Eltern gutgeht und wenn diese keine unverhältnismäßigen persönlichen Opfer bringen müssen.

Albert ist seit einem Jahr von seiner Frau getrennt. Ihr gemeinsamer vierjähriger Sohn sieht seinen Papa regelmäßig, denn er wohnt und arbeitet in derselben Stadt. Doch vor kurzem wurde Albert ein Traumjob im Schweizer Kanton Wallis angeboten.

Albert: »Das ist der absolute Traumjob! Ich kann Manager eines Bio-Hotels werden. Phantastische Umgebung, gutes Hotelkonzept, den Besitzer kenne ich persönlich aus einem früheren beruflichen Kontakt – alles spricht dafür!«

Der Seminarleiter: »Meinen Glückwunsch!«
Albert: »Ich war noch nicht fertig! Jetzt kommt das ›Aber‹. Ich habe nämlich einen vierjährigen Sohn, den ich jetzt regelmäßig sehe und den ich sehr liebe. Mit meiner Frau, von der ich getrennt bin, hat sich alles gut eingespielt. Wenn ich aber jetzt ins Wallis gehe, dann liegen so viele Kilometer zwischen uns! Das kann ich meinem Kind doch nicht antun! Ich werde Tim dann viel, viel seltener sehen.«
Der Seminarleiter: »Dein Konflikt ist ganz offensichtlich! Jeder kann deinen Zwiespalt nachvollziehen. Aus meiner beruflichen Erfahrung liegt es auf der Hand, was ansteht. Aber ich will dem nicht vorgreifen und auch niemanden beeinflussen. Wir schauen uns das völlig vorurteilslos an.«
Albert: »Und wie machen wir das?«
Der Seminarleiter: »Du suchst Stellvertreter für eure Heimatstadt, für das Bio-Hotel, deinen Sohn und dich!«
Albert: »Das klingt gut!« Er wählt einen Mann für das Bio-Hotel, eine Frau für die Heimatstadt und zwei weitere Männer: einen für den Sohn und einen für sich.
Ohne Worte strahlt Tim seinen Vater an und geht neben das Bio-Hotel. Albert schaut hin und her zwischen der Stadt und dem Bio-Hotel. Das Bio-Hotel schaut genauso freundlich wie Tim auf Albert. Doch Albert fühlt sich zerrissen.
Der Seminarleiter zu Tim: »Wie geht es dir?«
Tim: »Ich kann erst richtig zu meiner Heimatstadt gehen und mich ganz auf sie einlassen, wenn Papa hierher zum Bio-Hotel kommt.«
Albert drückt sich eine Träne weg. Auch der »richtige« Albert ist bewegt. Er kommt nun in die Aufstellung und nimmt seinen Platz ein. Er stellt sich neben das Bio-Hotel.

Das Hotel sagt ihm spontan: »Es wird gut – in jeder Hinsicht!«
Tim wendet sich seinem Vater zu: »Jetzt kann ich zurück zu meiner Heimatstadt, denn Papa hat bekommen, was er braucht!«
Albert nickt und umarmt seinen Sohn fest.
Der Seminarleiter zu Tim, nachdem sich die beiden aus der Umarmung gelöst haben: »Wie wäre das für dich, wenn Papa seinen Traumjob für dich opfert, um dir in deiner Heimatstadt täglich nahe zu sein?«
Tim: »Ich wäre ihm böse! Und ich würde mich sehr, sehr schuldig fühlen, dass er für mich ein so großes Opfer bringt. Das darf er nicht – auch mir zuliebe nicht! Außerdem bleibt er ja mein Papa!«
Albert (spontan) zu Tim: »Danke!«
Der Seminarleiter zu Albert: »Willst du deinem Sohn zum Schluss noch etwas sagen?«
Albert blickt zu Tim: »Ich bleibe dein Vater, ich besuche dich, sooft es geht!«
Tim (spontan): »Ich komme in den Ferien in dein tolles Hotel zu Besuch!«
Beide lachen.
Der Seminarleiter zu Albert: »Dürfen wir es da lassen?«
Albert: »Ja! Danke! Es ist für mich jetzt ganz klargeworden.«
Kinder fühlen sich wie gesagt nur gut, wenn es auch ihren Eltern gutgeht. Was die Aufstellung in Hinblick auf Alberts Pläne gezeigt hat, lässt sich durchaus verallgemeinern: Nie sollte man sich, auch bei Umzugsplänen, dem scheinbaren Kindeswohl unterordnen: »Ich kann doch nicht umziehen, denn mein Sohn und meine Tochter verlieren ja ihre

Freunde im Kindergarten, ihre Schule …« Ist es also besser, wenn Eltern auf ihr persönliches Glück verzichten, um dem Wunsch der Kinder nachzugeben? Natürlich muss man immer auch die individuellen Umstände des Kindes berücksichtigen. Wenn beispielsweise ein Jugendlicher mitten im Abschlussjahr seiner Schule steckt, kann auch die Rücksichtnahme der Erwachsenen gefordert sein!

Um auf Albert zurückzukommen: Die Vaterschaft und ihre Wirkungen auf das Kind gründen nicht allein auf quantitativer, sondern auch auf qualitativer Präsenz! Albert wird seinem Sohn bei den selteneren Treffen wesentlich mehr als Vater geben können, denn er wird dem Kind als innerlich erfüllter und zufriedener Mensch gegenübertreten. Und er wird nicht ständig an seinen verpassten Traumjob in der Schweiz denken, was ihn im Alltag ständig quälen würde. Es ist sogar möglich, dass man in einer solchen Situation sein Vaterdasein unbewusst abzulehnen beginnt und seinem Kind nur noch irritiert begegnet: »Was hätte beruflich aus mir ohne das Kind werden können, wenn …?«

Selbstverständlich gilt das Gesagte auch für Mütter. Wissenschaftliche Untersuchungen haben beispielsweise gezeigt, dass auch kleinere Kinder, deren Mütter berufstätig sind, nicht an »Muttermangel« leiden. Eine durch den Beruf ausgefüllte Mutter kann einem Kind in der verkürzten »Familienzeit« mehr geben als eine frustrierte Hausfrau, die sich selbst die Berufstätigkeit verboten hat!

Um es noch einmal zusammenzufassen: Kinder müssen bis zu ihrem Erwachsenendasein den Eltern in allem folgen, nicht umgekehrt! Wenn Eltern zu große Opfer für die Kinder bringen, wird das den Familiensegen schwer beeinträchtigen. Für Eltern, die verinnerlicht haben, dass sie die »Großen« sind und die Kinder die »Kleinen«, ergibt sich in der Praxis das richtige Handeln von selbst! Doch die richtige Wahrnehmung für sich selbst haben immer mehr Erwachsene verloren.

DER BERUF

Nicht wenige Menschen üben eine Tätigkeit ausschließlich des Geldes oder der Karriere wegen aus. Aber auch bei beruflichen Fragen ist es wichtig, auf die Seele zu schauen: Mache ich in meinem Job das, was meine Seele von mir erwartet, oder benutze ich Berufliches nur, um Macht auszuüben oder mein Ego zu befriedigen? Letzteres ist zum Beispiel in der Geschichte von Vivienne der Fall.

Eine andere zentrale Frage zum Thema lautet: Bin ich innerlich in Übereinstimmung mit meiner Familie und dem beruflichen Schicksal der Einzelnen? Achte ich es, wenn Familienmitglieder in der Vergangenheit beruflich gescheitert sind? Es kommt des Öfteren vor, dass jemand sich das berufliche Fortkommen versagt, weil ein Familienmitglied keinen Erfolg haben konnte, so wie in unserer ersten Geschichte, jener von Gesine.

Des Weiteren ist es lohnend, zu erforschen, ob man seine Erwerbstätigkeit nur gewohnheitsmäßig ausübt oder ob man ihr innerlich zugestimmt hat, auch wenn sie sehr anstrengend ist. Wenn dies nicht zutrifft, wird es immer wieder zu Problemen kommen. Extreme Anforderungen beispielsweise werden viel besser bewältigt und verarbeitet, wenn ich mit meiner Arbeit seelisch im Einklang bin. Genau um diese Frage geht es bei Belinda.

Es darf nicht erstaunen, dass im beruflichen Feld ähnliche

systemische Regeln gelten wie in der Familie. Wird in der Familie jemand verstoßen, wird er später von einem anderen Familienmitglied repräsentiert, das dann ähnliche Probleme hat. Wird in einer Firma jemand gemobbt und zu Unrecht gekündigt, wird auch dieser Ausgeschlossene von jemand anderem in der Firma ersetzt.

Wenn jemand in der Familie einem anderen Familienmitglied gegenüber nur in Hass oder in Rachegefühlen auftritt, wird es nicht selten zu unbewussten Reaktionen des Körpers oder der Psyche kommen: Krankheiten stellen sich ein. Wie uns Monikas Aufstellung zeigt, ist es im beruflichen Umfeld nicht anders! Hass und Rache haben stets eine selbstvergiftende Wirkung. Der eigentliche Gegenspieler der Seele ist das Ego, wobei die dunkelsten Anteile durch den Schatten repräsentiert werden. In einer beruflichen Aufstellung begegnete Willi nachhaltig seinem Schatten.

Wenn man nach der Zustimmung der Seele zum Beruf fragt, geht es sowohl um die Ethik in der Tätigkeit selbst als auch um das soziale Umfeld der Betätigung. Nicht nur Waffenhändler, Gentechnologen oder Gynäkologen, die auf Abtreibung spezialisiert sind, müssen sich diesen Fragen stellen. Ein Immobilienmakler beispielsweise, der beim Hausverkauf absichtlich schwere Mängel des Objekts verschweigt, hat nicht die Zustimmung seiner Seele.

Auch das soziale Umfeld eines Berufs will genau angeschaut sein: Wenn ich, wie ich es von einem Klienten vernommen habe, in bestimmten »höheren Regionen« der Finanzbranche (Wertpapierhandel) nur dann ins Geschäft komme, wenn ich auch bereit bin, mit den Partnern regelmäßig nach der Arbeit ins Bordell zu gehen, ist nicht nur meine Ehe massiv gefährdet! Bin ich dann noch im richtigen Beruf?

Kein Erfolg als Musikerin: Gesine

Gesine ist eine junge Jazzmusikerin. Obwohl sie sehr talentiert ist und auch schon Preise gewonnen hat, will es nicht so richtig »laufen« bei ihr. Sie hat den Eindruck, zu wenig aus ihrem Talent zu machen. Ihre Kreativität darbe dahin …

In einer Gruppe stellt Gesine sich selbst und einen Mann für die »berufliche Selbstsabotage« auf. Nachdem die beiden schnell auf Distanz gegangen sind, stellt der Seminarleiter die Eltern dazu. Sogleich ist die Selbstsabotage auf die Mutter fixiert. Die Mutter fängt an zu zittern. Sie stöhnt: »Mir geht es so schlecht.«

Der Seminarleiter zur »richtigen« Gesine: »Was ist mit deiner Mutter? Bitte erzähl uns etwas über sie.«

Gesine: »Meine Mutter hat sich im Hass verzehrt. Sie hasste ihren Vater, meinen Opa. Er hat ihr vermutlich das Leben zur Hölle gemacht. Jedenfalls konnte meine Mutter auch nie etwas aus ihren Talenten machen.«

Der Großvater wird nun hinzugestellt. Die Selbstsabotage stellt sich neben ihn. Die beiden grinsen sich an. Die Mutter sieht den Großvater grimmig an, dieser schaut ebenso grimmig zurück.

Gesine kommt nun in ihre Rolle. Der Seminarleiter fragt sie, ob sie sich vor dem Großvater verneigen kann. Sie kann es und sagt ihm noch nach Aufforderung: »Ich lasse die Geheimnisse bei dir und Mama!«

Der Großvater nickt und atmet tief aus. Die Mutter ist jetzt ebenfalls entspannter. Auch zur Mutter sagt Gesine, dass sie an das Geheimnis nicht rühren wird und sich nicht einmischt. Die Mutter ist sehr erleichtert darüber. Parallel dazu stellt sich die Selbstsabotage nun zwischen den Großvater und die Mutter und schaut zwischen den beiden hin und her.

Auf Bitten des Seminarleiters sagt Gesine ihrer Mutter: »Ich weiß, es war schlimm für dich, dass du nur wenig aus deinen Talenten machen konntest.«

Die Mutter nickt und erwidert: »Ich freue mich, wenn du es besser und erfolgreicher machen kannst, als ich es tun konnte.« Für eine Weile umarmen sich Mutter und Tochter innig.

Anschließend sagt die Selbstsabotage lächelnd: »Am liebsten würde ich Gesine jetzt mit Erfolg überschütten!«

Gesine schrieb mir nach vier Monaten eine E-Mail: Nach dem Seminar hatte sie »andere kreative Menschen getroffen, fast, als hätten alle nur auf mich gewartet«. Sie erwähnte neue Projekte im Bereich Film und Theater – und dass »ich jetzt andere mit meiner Kreativität anstecke. Ich habe so viel zu geben. Nun habe ich auch endlich jemanden gefunden, der meine Website gestaltet. Das Wichtigste aber ist, dass alles so läuft, wie es soll, von selbst. Da ist kein Kraftaufwand meinerseits, keine Manipulation, denn ich bin ganz in meiner Kraft und Intuition … Ich habe in mir eine Ruhe gefunden, von der ich nie dachte, dass ich sie finden könnte. Ich bin voller Dankbarkeit und Demut, fühle mich mit allen Menschen verbunden. Und dieses Gefühl hält an!«

Ein guter Künstler übt seine Kunst nie mit Kraftaufwand, mit Willen oder »Manipulation« aus. Wenn er sich in Übereinstimmung mit der Seele befindet, dann fließt es von selbst; produktiv wird es dann sowohl »innen« als auch »im

Außen«. Genau diese Erfahrung ist es, die Gesine hier beschreibt und der jeder Künstler und Kreative zustimmen kann.

Das Beispiel von Gesine zeigt uns, wie wichtig es ist, das berufliche Schicksal der Familienmitglieder genauer anzuschauen. Ich erinnere mich noch gut an einen brillanten Jurastudenten, der alle bisherigen Stufen seiner Ausbildung mit Bravour genommen hatte. Er versagte jedoch völlig vor der entscheidenden letzten Prüfung. Dabei hatte er alles Gelernte parat, aber in der Prüfung war er wie gelähmt und konnte sein Wissen nicht an den Mann bringen. In seiner Herkunftsfamilie gab es nur Bauern und Handwerker. Dieser junge Mann fühlte sich schuldig, dass er der Erste überhaupt wäre, der einen akademischen Titel tragen sollte. Die freundschaftlichen Sticheleien der Verwandten vom »jungen Herrn Professor«, der da aus der Universitätsstadt ab und zu nach Hause komme und sich im Kuhstall die schönen Schuhe schmutzig mache, klangen ihm im Ohr. All das wirkte viel tiefer in seinem Unbewussten, als er jemals geahnt hatte.

Der Student bestand sein Examen mit Auszeichnung, nachdem er in einer Sitzung seinem Vater und allen anderen Verwandten gesagt hatte: »Dank der harten Arbeit eurer Hände darf ich mit gutem Gewissen Erfolg an der Universität haben.«

»Warum kann ich vom Geistheilen nicht leben?«: Vivienne

Vivienne ist mit ihrer Lebenssituation sehr unzufrieden. Ihre Kinder sind erwachsen. Von Beruf war sie früher einmal Verkäuferin gewesen, doch das interessiert sie heute nicht mehr. Seit einigen Jahren arbeitet sie als Heilerin, wenn sie auch bislang kein Geld dafür nimmt. Sie erzählt, sie könne »Energien sehen« und habe auch eine längere Ausbildung im Geistheilen absolviert.

Vivienne: »Warum kann ich vom Geistheilen nicht leben? [Sprechpause] Aber ich kenne die Antwort: Ich will bei allem perfekt sein, deswegen traue ich mich nicht, Geld zu nehmen.«

Der Seminarleiter: »Reicht das Geld zu Hause?«

Vivienne: »Nein, es wäre gut, ich würde endlich mal was verdienen. Ich bin so orientierungslos bei allem.«

Der Seminarleiter: »Was soll ich für dich aufstellen?«

Vivienne: »Bitte stell mich, das Geistheilen als Beruf und eine Berufsalternative auf.«

Vivienne wählt für das Geistheilen einen männlichen Teilnehmer aus der Gruppe und für die Alternative eine Frau.

Im ersten Bild geht Viviennes Stellvertreterin torkelnd rückwärts. Es ist, als ob sie von jeglichen beruflichen Möglichkeiten nichts wissen wolle. Daraufhin beginnt das Geistheilen zu zittern und sinkt auf den Boden. Auch die berufliche Alternative fängt zeitgleich dazu an zu schwanken und taumelt rückwärts.

Der Seminarleiter wählt eine weitere Frau aus der Gruppe und stellt sie direkt vor das Geistheilen: »Spür, wie du sie empfindest!«

Die fremde Frau schaut ungläubig auf das Geistheilen. Schon nach kurzer Zeit fasst sie sich mit der linken Hand an den Bauch: »Mir wird schlecht im Bauch! Es wird mir ganz übel, wenn ich auf das Geistheilen blicke!«
Der Seminarleiter schaut zu Vivienne auf dem Stuhl: »Das Geistheilen will dich nicht, es bricht zusammen. Du selbst willst das Geistheilen auch nicht, du taumelst rückwärts. Und deine Seele [der Seminarleiter zeigt auf die zuletzt anonym dazugestellte Frau] bekommt Bauchschmerzen, wenn sie auf das Geistheilen schaut. Es ist so, als ob du dir alles verspieltest.«
Vivienne schüttelt fassungslos den Kopf.
Der Seminarleiter nimmt die Seele an der Hand und führt sie direkt vor Viviennes Stellvertreter und auch vor die berufliche Alternative: »Schaut euch an, ihr drei, schaut euch direkt in die Augen.«
Die berufliche Alternative schaut eher lustlos auf Vivienne.
Die Seele ergreift nun die Initiative: »Vivienne sollte das Geistheilen komplett aufgeben und etwas anderes machen.« Nach einer langen Pause setzt die Seele hinzu: »Sie sollte sozialen Dienst machen.«
Vivienne meldet sich spontan vom Stuhl aus und mischt sich in die Aufstellung ein: »Ja, ich sollte als Therapeutin arbeiten.«
Die Seele seufzt spontan und schüttelt den Kopf: »Nein, nein. In der Pflege oder im Altenheim arbeiten. Das wäre das Richtige!«
Der Seminarleiter nickt, sagt jedoch nichts. Nach einer weiteren Pause sagt die Seele: »Ihr fehlt die richtige Einstellung.«
Der Seminarleiter wendet sich wieder zu Vivienne auf

ihrem Stuhl: »Ich habe dem nichts hinzuzufügen. Genauso ist es! Es gibt erst eine Chance für dich, wenn du dich klein machst vor deiner Seele – komm mal her, in deine Aufstellung, wenn du magst.«
Doch dann besinnt sich der Seminarleiter anders. Vivienne bleibt sitzen. Stattdessen wird eine weitere Frau in die Aufstellung hineingebeten, die sich direkt zwischen Vivienne und die Seele stellt.
Während Vivienne die »Neue« sehr skeptisch anschaut, lächeln sich die Seele und die Dazugekommene gegenseitig an.
Die Seele: »Ich mag sie! Sehr sogar! Wir beide gehören irgendwie eng zusammen. Ohne sie gibt es keine Lösung!«
Der Seminarleiter: »Stimmt genau! Die ›Neue‹ ist nämlich die Demut! Ohne Demut gibt es hier keinerlei berufliches Vorankommen.«
An dieser Stelle wird Vivienne noch einmal gebeten, ihren Platz in der Aufstellung einzunehmen. Ihre Stellvertreterin setzt sich.
Der Seminarleiter zu Vivienne: »Sag deiner Seele: ›Ich bin winzig, und du bist groß. Es tut mir leid, dass ich mich so groß gemacht habe. Bitte führe mich, jeden Tag meines Lebens.‹«
Vivienne macht einen Anlauf, diese Sätze zu sagen. Doch schnell bricht sie stotternd ab.
Der Seminarleiter: »Wenn du bereit bist, dann knie dich mal hin vor sie, vielleicht geht es dann.«
Vivienne kniet sich vor die Seele und schaut ihr zunächst lange in die Augen. Dann beginnen die Lippen zu zittern, und schließlich werden ihre Augen feucht.
Der Seminarleiter: »Ja, genau. Jetzt kommst du in die

richtige Haltung deiner Seele gegenüber. Versuch es jetzt noch einmal.«

Vivienne kann die Sätze jetzt ohne Stottern sagen. Die Seele strahlt und geht einen Schritt auf die Kniende zu.

Der Seminarleiter zu Vivienne: »Dürfen wir es hierlassen, oder hast du noch eine Frage?«

Vivienne: »Es ist gut so.«

Der Seminarleiter: »Es wäre gut, du würdest deine Seele jeden Tag um ihre Führung bitten, dann wirst du ganz zufällig genau die äußeren und inneren Begegnungen haben, die dir den Berufsweg öffnen.«

Der Seminarleiter zur Gruppe: »Geistheilen ist kein ›Beruf‹ wie andere. Wer dazu berufen ist, hatte ein Berufungserlebnis, so wie das beispielsweise auf Schamanen zutrifft. Bei normalen Berufen kann man zweifeln, ob man richtig am Platz ist. Ein Geistheiler jedoch ist stets berufen; er hat zu hundert Prozent die innere Gewissheit, was zu tun ist. Wenn er nur ein Prozent Zweifel hat, ist er von seiner Seele nicht berufen. Deswegen habe ich in meinen Seminaren bislang noch keinen einzigen berufenen Geistheiler erlebt. Dennoch gibt es sie. Aber man trifft sie nicht bei Aufstellungsseminaren …«

Der Seminarleiter noch einmal zu Vivienne: »Selbst wenn deine Klienten von Heilungserfolgen sprechen: Deine Seele will, dass du mit diesen Dingen vollständig aufhörst, wenn du dich energetisch nicht völlig ruinieren willst.«

Berufliches Tun, das nur dem Ego dient, ist zum Scheitern verurteilt.

»Übe ich als Ärztin meinen Beruf richtig aus?«: Belinda

Belinda arbeitet seit fünf Jahren als Ärztin in einer Klinik. Wie weithin bekannt ist, verdienen Krankenhausärzte relativ wenig, müssen dafür aber hart arbeiten. Weder körperlich noch psychisch ist dies leicht zu verkraften. Zu der Zeit, als der Berufsstress für Belinda anfing, entwickelte sich bei ihr eine Schuppenflechte (Psoriasis).

Belinda: »Ich habe in einer medizinischen Veröffentlichung gelesen, es komme gar nicht so selten vor, dass angehende Ärzte durch beruflichen Stress an Psoriasis erkranken. Das würde ich gern mit einer Aufstellung überprüfen … [Nach einer Pause:] Bin ich in Übereinstimmung mit meinem Beruf, oder hat die Psoriasis einen anderen Hintergrund?«

Der Seminarleiter: »Von einem solchen Hintergrund der Psoriasis habe ich noch nie etwas gehört. Ehrlich gesagt, kann ich mir das auch nicht so gut vorstellen … Hautkrankheiten haben oft mit der Mann-Frau-Beziehungsdynamik oder dem Intimleben der Eltern zu tun, von dem sich Kinder nicht abgrenzen können. Aber wir schauen es uns vorurteilsfrei an.«

Belinda wählt eine Stellvertreterin für die Psoriasis, eine für den Arztberuf und eine für alle anderen möglichen Ursachen der Krankheit und stellt sie auf.

Der Seminarleiter (als er sieht, wie die Psoriasis ohne Zögern auf den Arztberuf zugeht): »Das ist verblüffend.«

Auf eine Handbewegung des Leiters setzen sich die »anderen möglichen Ursachen« wieder auf die Stühle. Ohne etwas zu erklären, stellt der Seminarleiter dem Arztberuf eine Frau in den Rücken, und es kommt auch eine Stellvertreterin für Belinda hinzu.

Der Arztberuf: »Die Frau in meinem Rücken ist extrem wichtig für mich, jedenfalls viel wichtiger als Belinda.«
Jetzt wird die anonyme Frau gebeten, sich hinter Belinda zu stellen.
Belinda: »Ich werde ganz stark. Plötzlich fühle ich mich nicht mehr so schwach, wenn ich den Arztberuf anschaue. Ich habe das Gefühl, ich kann jetzt alles gut bewältigen, auch wenn es stressig ist.«
Der Seminarleiter bittet Belinda, in ihre eigene Rolle zu kommen: »Weißt du, wer da hinter dir steht und dir so viel Kraft gibt für den Beruf?«
Belinda (lächelt): »Keine Ahnung!«
Der Seminarleiter: »Das ist deine Seele! Die Aufstellung zeigt, dass du tatsächlich einen Beruf gewählt hast, dem deine Seele zustimmt. Allerdings hast du selbst dieser anstrengenden Tätigkeit noch nicht zugestimmt. Du hast dich dem Auftrag deiner Seele noch nicht ergeben.«
Während der Seminarleiter spricht, nickt die Stellvertreterin der Psoriasis. Auf Befragung sagt sie: »Mit der Seele im Rücken braucht Belinda mich nicht mehr! Dann kann ich verschwinden.«
Belinda bedankt sich bei der Krankheit für das Wichtige, das sie ihr gezeigt hat. Anschließend dreht sie sich um und schaut der Seele in die Augen. Sie strahlen sich an. Auf Vorschlag sagt Belinda, indem sie eine Hand auf ihr Herz legt: »Mit dir im Rücken bin ich allen Anforderungen meines schweren Berufs gewachsen. Ich werde jetzt öfter auf dich schauen.«
Der Seminarleiter: »Das ist sehr gut. So, wie du es gesagt hast, hat es viel Kraft.«
Die Seele nickt bestätigend. Die beiden umarmen sich.[23]

Durch Belindas Geschichte können wir etwas Neues lernen. Es genügt nicht immer, einen Beruf zu wählen, der in Übereinstimmung mit der Seele steht. Zusätzlich bedarf es nicht selten der *bewussten* Zustimmung zu dem, was ich tue. Es geht darum, dem Auftrag der Seele zuzustimmen. Gerade dadurch kann ich die Belastungen des Berufs besser aushalten.

Wenn berufliches Schicksal krank macht: Monika

Monika ist Ende fünfzig. Sie schleift ein wenig das rechte Bein beim Gehen nach. Als sie aufgerufen wird und sich neben den Seminarleiter setzt, deutet sie auf ihr Bein: »Dieses Bein schmerzt oft, und kein Arzt weiß so richtig, was da los ist.«
Der Seminarleiter: »Seit wann hast du das?«
Monika: »Seit drei Jahren.«
Der Seminarleiter: »Was ist vor drei Jahren passiert?«
Monika: »Da bin ich gegen meinen Willen als Abteilungsleiterin entlassen worden, frühpensioniert … Kurz danach hat es angefangen.«
Der Seminarleiter: »Es gibt keine genaue schulmedizinische Diagnose?«
Monika: »Nein. Einige meinen, es sei rheumatisch.«
Der Seminarleiter nimmt zwei weiße Käppis, legt sie einen Meter weit auseinander auf den Boden und blickt Monika an: »Such dir jetzt bitte noch jemanden für deine Symptome aus.«
Monika bittet eine Frau aus der Gruppe, die Symptome darzustellen. Der Seminarleiter bittet die Stellvertreterin

der Symptome, auf die Käppis zu schauen und zu spüren, welches von beiden sie anzieht.

Die Stellvertreterin der Symptome: »Das linke.« Dabei geht sie einen Schritt auf das linke Käppi zu.

Der Seminarleiter zu Monika: »Das linke Käppi hatte ich definiert als ›berufliche Verwicklungen‹, während das rechte für alles andere steht. – Wähle also die wirklich wichtigen Leute aus der Firma aus und stell sie dazu!«

Es kommen nun eine Frau als die Vorgesetzte hinzu, die sie entlassen hat, und eine Frau für sie selbst. Monika gibt der Gruppe noch die Information, dass ursprünglich sie selbst den Posten der Vorgesetzten hätte erhalten sollen. So sei es also ihre Konkurrentin gewesen, die sie entlassen habe.

Im ersten Bild der Aufstellung stehen sich Monika und die Vorgesetzte gegenüber, während die Stellvertreterin für die Symptome neugierig auf die beiden schaut.

Die Vorgesetzte: »Das ist alles etwas anders, als sie denkt. Ich fühle mich unter totalem Druck von hinten. Mit ihr habe ich gar nicht so viel zu tun. Ich bin zu Unrecht ihr Buhmann!«

Der Seminarleiter nimmt einen Mann hinzu, der den Firmenchef vertritt, und stellt ihn der Vorgesetzten in den Rücken.

Die Vorgesetzte: »Ja, genau da muss er hin, ich habe den Druck nämlich von hinten gefühlt.«

Die Vorgesetzte hält den Druck nur kurz aus und geht dann zur Seite. Nun schaut Monika dem Firmenchef in die Augen. Er sagt: »Da gibt es gar nichts Persönliches, sie musste entlassen werden.«

Monika bestätigt von ihrem Stuhl aus, dass die Firma umstrukturiert wurde. Es wurden auch andere entlassen, nicht nur sie.

Monikas Stellvertreterin ballt eine Faust versteckt hinter ihrem Rücken und presst die Lippen aufeinander. Dann mahlt sie mit dem Kiefer.

Der Firmenchef (steht breitbeinig vor Monika): »Was will die eigentlich? Ich mache nur, was ich machen muss, es geht nicht um sie als Person.«

Ohne etwas zu erklären, wählt der Seminarleiter eine Frau aus der Gruppe und stellt sie zum Chef und zu Monika.

Allen Beteiligten bleibt die Luft weg. Die neu Hinzugekommene ist im Nu zur mächtigsten Person aller Aufgestellten geworden.

Die Stellvertreterin der Symptome: »Das ist es! Wir beide gehören zusammen.« Sie geht zu der neuen Frau und legt ihr von hinten die Hände auf.

Der Seminarleiter zu Monika: »Willst du in deine eigene Aufstellung kommen?«

Monika (steht auf und kommt ins Aufstellungsfeld): »Ja.«

Der Seminarleiter: »Weißt du, in welche Rolle diese neue Frau von mir gewählt wurde?«

Monika: »Sie steht für meine berufliche Anerkennung, die mir zusteht.«

Der Seminarleiter: »Nein, sie steht für deine Rache und deine Hassgefühle gegenüber jener Frau, der Vorgesetzten, die dich auf Druck des Chefs hin entlassen hat!«

Monika schluckt betroffen, während sich ihre Stellvertreterin setzt.

Der Seminarleiter zu Monika: »Deine negativen Gefühle haben die Symptome entscheidend mit verursacht.«

Die Stellvertreterin der Symptome nickt. Monika bekommt feuchte Augen.

Der Seminarleiter wählt erneut eine Frau aus der Gruppe

aus. Monika soll ihr in die Augen blicken, doch es fällt ihr schwer.
Der Seminarleiter zu Monika: »Weißt du, wer das ist?«
Monika: »Keine Ahnung.«
Der Seminarleiter: »Das ist dein Berufsschicksal! Verneig dich mal vor ihm.«
Monika verneigt sich vor der Stellvertreterin des Berufsschicksals und atmet tief aus. Dann sagt sie dem Berufsschicksal: »Ich stimme dem zu, was du mir bereitet hast, auch wenn ich es nicht verstehe.«
Das Berufsschicksal: »Es fiel mir sehr schwer, auf Monika zu schauen, aber jetzt fühlt es sich viel besser an, viel leichter.«
Die Stellvertreterin der Symptome lächelt: »Nun bin ich nicht mehr so wichtig, ich schrumpfe immer mehr.«
Die Stellvertreterin von Rache und Hass: »Ja, ich werde auch immer kleiner.«
Nun sagt Monika auf Vorschlag des Seminarleiters hin zur Stellvertreterin der Rache: »Ich habe dich geschaffen, jetzt löse ich dich auf.«
Die Stellvertreterin von Rache und Hass seufzt, Monika atmet erleichtert tief aus. Zur Abteilungsleiterin sagt sie noch: »Es tut mir leid!«[24]

»Mit der Seele gehen« heißt im Privatleben, dass man Schicksalsschläge und auch ein momentanes Scheitern als Herausforderungen und Chancen begreift. In die Selbstblockade zu gehen ist nicht der »Weg der Seele«. Im Berufsleben verhält es sich genauso!
Negative Emotionen im Beruf sind in keiner Weise zu unterschätzen. Ich erinnere mich an eine andere Frau, die mit einer ungewöhnlichen Aufstellungsfrage zum Seminar

kam. Sie hatte sich im Streit von ihrer Geschäftspartnerin getrennt und wünschte dieser des Öfteren im Stillen, sie solle von einer schweren Krankheit heimgesucht werden: »Hoffentlich stirbt sie bald an Krebs!« Sie wollte nun wissen, ob es ihr schade, wenn sie so rachsüchtig dachte.
In der Aufstellung hatte die Präsenz der Rachsucht ungeahnte Auswirkungen: Nicht nur den Kindern der Frau ging es schlecht, ebenso wie ihrer beruflichen Zukunft, sondern auch ihr selbst. Alle schwankten wie Betrunkene hin und her! Wie ihre Seele darüber dachte, kann man sich vorstellen: Deren Stellvertreterin sagte ihr: »Wenn du nicht in Reue umkehrst, wirst du die Rechnung dafür gar nicht bezahlen können, so hoch wird sie sein ...«

Der eigene Schatten: Willi

Willi ist Unternehmer in der Lebensmittelbranche. Er klagt, seine Geschäftspartner seien ihm gegenüber sehr misstrauisch. Mit diesem Problem, so Willi, habe er schon seit Jahrzehnten zu kämpfen.
Es werden drei Männer ausgewählt: Willi, das Misstrauen der Geschäftspartner und ein Mann, der die Partner vertritt. Gleich nach dem Aufstellen wendet sich das Misstrauen sowohl Willi als auch dem Geschäftspartner zu. Letzterer wird immer unruhiger und sagt dann schließlich: »Willi will mich nackt ausziehen ... der will mir das letzte Hemd abziehen! – Mit mir aber nicht!«
Der Seminarleiter wählt einen weiteren Mann und noch eine Frau aus der Gruppe und stellt sie dazu. Während die Frau langsam rückwärtsgeht und sich völlig vom ganzen

Geschehen entfernt, kommt der neue Mann immer näher; er wirkt bedrohlich! Willi senkt den Kopf leicht und wischt sich die Stirn, als der Mann noch näher kommt. Der Geschäftspartner hingegen fühlt sich entlastet: »Der hier ist interessant für mich. Der kann alles erklären. Den brauchen wir hier«, sagt er.

Willi wird es immer mulmiger, während sich die Frau aus der Ferne ein Lächeln nicht verkneifen kann.

Der Seminarleiter wendet sich an den »richtigen« Willi: »Was glaubst du, wer ist der bedrohliche Mann? Und wer ist die Frau?«

Willi: »Wer die Frau ist, weiß ich nicht, der Mann ist irgendein Vorfahre, der etwas auf dem Kerbholz hat.«

Der Seminarleiter: »Die Frau ist deine Seele. Es ist egal, ob man für die Seele einen Mann oder eine Frau auswählt, denn sie ist zweigeschlechtlich. Der Mann ist dein Schatten. In der Psychologie von C. G. Jung wurden ihm ganze Bücher gewidmet. Bei Jung kannst du nachlesen, was der Schatten ist.«

Willi: »Ja, ich weiß, Jung hat den Schatten intensiv beschrieben. Ich weiß genau, was er mit dem Schatten gemeint hat. Für Psychologie habe ich mich schon immer interessiert.«

Der Seminarleiter: »Du bist gierig. Du bist materiell eingestellt und suchst zu intensiv deinen wirtschaftlichen Vorteil. Das macht die Geschäftspartner misstrauisch. [Der Geschäftspartner nickt zu diesen Worten.] Bei dir, Willi, steht jetzt ein Paradigmenwechsel auf dem Programm. Statt auf die materiellen kannst du nun immer mehr auf die seelischen Werte schauen. Dann wird es mit den Geschäftspartnern kein Problem mehr geben. Sie werden dir vertrauen, wenn du mehr auf die Seele blickst.«

Während dieser Worte kommt die Seele näher zu Willi: »Ja, Willi hat mich noch gar nicht richtig wahrgenommen!« Die Seele lächelt Willi an.
An dieser Stelle ist Willi bereit, in die eigene Aufstellung zu kommen. Er blickt der Seele ins Gesicht und bekommt feuchte Augen. Dann stellt sich die Seele hinter ihn und umfasst ihn intensiv.
Der Seminarleiter zu Willi: »Mach die Augen jetzt zu und atme deine Seele ein – tief einatmen!«
Einige Minuten atmet Willi die Seele ein. Als er die Augen wieder öffnet, strahlt er übers ganze Gesicht. Während dieses Vorgangs hat sich das Misstrauen immer weiter entfernt, wobei der Geschäftspartner wohlwollend auf Willi blickt. Der Schatten allerdings schaut sich alles noch aufmerksam und ein wenig skeptisch an.
Der Seminarleiter zum Misstrauen, das sich entfernt: »Was ist mit dir?«
Das Misstrauen: »Ich werde hier nicht mehr gebraucht – von niemandem. Ich kann gehen!«
Bevor die Aufstellung beendet wird, sagt Willi dem Misstrauen: »Danke, dass du mir die Seele und den Schatten gezeigt hast.«
Anschließend gibt der Seminarleiter Willi noch einige Hinweise für die Zukunft, wie er sich immer mehr mit der Seele verbünden und den Schatten schrittweise integrieren kann.

Jeder Mensch hat einen Schatten. Doch die wenigsten sind dazu bereit, ihn einmal unter die Lupe zu nehmen. Für Willi war die Zeit dazu jedoch gekommen! Eine solche Aufstellung braucht eine gewisse innere Vorbereitung, damit man von ihr nicht »umgehauen« wird. Willi hatte schon in früheren Aufstellungsseminaren an sich gearbeitet und wichtige seelische Knoten gelöst. Wenn man sich als Klient auf die Methode der Aufstellungen einlässt, darf man nicht davon ausgehen, dass sich das Wichtigste gleich als Erstes zeigt. Die Seele weiß immer, welches Thema zu welchem Zeitpunkt reif ist. Willi jedenfalls war bereit, sich seinem Schatten zu stellen. Acht Monate nach dieser Aufstellung schrieb er mir eine sehr herzliche Weihnachts-E-Mail. Über mögliche Veränderungen in Hinblick auf seine Geschäftspartner schrieb er allerdings nichts.

GESUNDHEIT UND KRANKHEIT

Die zentralen Fragen zum Thema »Gesundheit und Krankheit« lauten: »Will mir die Seele durch dieses spezielle körperliche oder seelische Leiden etwas zeigen? Welche Funktion haben meine Symptome? Was kann und soll ich an meiner inneren Haltung ändern? Bin ich auch zu Veränderungen in meinem Leben bereit?« Im Bereich von Gesundheit und Krankheit hängt jedenfalls viel mehr von unserem freien Willen und unserer inneren Einstellung ab, als die meisten annehmen. Die nun folgenden Aufstellungen werden häufig genau auf diese letzteren Punkte eingehen, denn sie stellen oft den Kern des Problems dar.

Eine solch selbstbestimmte und auch fragende Haltung bei Erkrankungen ist alles andere als selbstverständlich! Wenn man krank ist, geht man eben zum Arzt, nimmt Medizin, lässt sich operieren ... Aber wer fragt noch nach dem tiefer liegenden Sinn, wer fragt nach dem, was hinter alldem liegt? Welcher Behandler will wissen, ob der Patient wirklich gesund werden will, ob er bereit ist, sein Leben zu verändern? Oft werden bequemerweise genetische Belastungen als »Erklärung« für körperliche Leiden herangezogen. Dabei zeigen gerade die jüngeren wissenschaftlichen Untersuchungen, dass die meisten Gene durch unsere Psyche gesteuert werden – nicht umgekehrt! Unsere seelische Haltung verändert genetische Dispositionen in kürzesten

Zeiträumen! Wer sich auf diesem Gebiet auf den aktuellen Informationsstand bringen will, der informiere sich beispielsweise bei Professor Joachim Bauer. Wie er etwa in seinem Buch *Das Gedächtnis des Körpers* schreibt, liegen bei 98 Prozent aller menschlichen Krankheiten die Ursachen nicht in Veränderungen der DNS-Sequenz. Selbst für Brustkrebs und Alzheimer gelte – trotz zum Teil völlig gegensätzlicher Informationen in den Medien –, »dass diese Krankheiten überwiegend keine genetischen Ursachen haben«.[25]

Bestimmte innere Haltungen können uns intensiv körperlich und seelisch krank machen. Dazu zählen vor allem mangelnde Demut, Hass, Rachsucht, Neid und Eifersucht. Schon in Monikas Aufstellung im Kapitel »Beruf« wurde uns dies deutlich vor Augen geführt. Welche wichtige Rolle unsere innere Haltung bei der Entstehung und Heilung von Krankheiten und Symptomen spielt, zeigen hier des Weiteren die Aufstellungen von Thorsten, Stefanie und Nadine.

Ebenfalls krank machend ist es, wenn wir einem anderen geliebten Menschen (unbewusst) Leid oder Symptome abnehmen wollen. Das Familien-Stellen hat in den zurückliegenden zwei Jahrzehnten gezeigt, wie häufig Krankheiten dadurch entstehen, dass wir versuchen, Leid von unseren Eltern oder anderen Vorfahren auf uns zu nehmen. Hierüber habe ich ausführlich in dem Buch *Was den Körper krank macht*[26] geschrieben.

Leider ist jedoch immer noch weitgehend unbekannt, dass ein relativ großer Anteil aller psychosomatischen Krankheiten und Symptome auch damit zusammenhängt, dass wir zuweilen versuchen, unserem Partner oder unserer Partnerin Leid abzunehmen! Das Entstehen von Krankheit durch die Dynamik der Paarbeziehung scheint bei vielen Therapeuten tabu zu sein, weil – um es frei nach Christian Morgenstern zu sagen – »nicht sein kann, was nicht sein darf«. Ebenfalls ist so gut wie unbekannt, dass es zuweilen auch vorkommt, dass Eltern ihrem schon erwachsenen Kind eine Krankheit »abnehmen«.

Um die hier geschilderten Zusammenhänge bekannter zu machen, soll im Folgenden jeweils ein Beispiel für diese Dynamiken betrachtet werden (Jasmin und Melanie). Die Geschichte von Jasmin ist hier besonders bemerkenswert, weil es der einzige mir bekannte Fall ist, in dem ein Elternteil nicht nur unbewusst, sondern sogar bewusst körperliches Leiden von einem Kind übernimmt!

»Ich will meine Seele nicht!«: Thorsten

Thorsten leidet seit einem Jahr unter Rückenschmerzen. Der Orthopäde konnte nichts Besonderes feststellen. Auch ein Osteopath kam nicht weiter. »Sie sind zu sehr im Kopf!«, sagte er zu Thorsten.

Der Seminarleiter fragt Thorsten, wie es denn mit dem Rücken in den letzten Tagen gewesen sei.

Thorsten: »Während des Seminars hatte ich bislang kaum Rückenschmerzen. Aber noch vor einigen Tagen war es unerträglich. Sie kommen und gehen – und niemand weiß, warum … So ist es nun schon seit fast einem Jahr.«

Der Seminarleiter: »Ist irgendetwas vor einem Jahr passiert?«

Thorsten: »Ja, die Rückenschmerzen begannen, kurz nachdem ich mit einer Frau an meinem Arbeitsplatz ein Verhältnis begonnen hatte. Mittlerweile sind wir wieder getrennt.«
Der Seminarleiter: »Hat die Frau Kinder?«
Thorsten: »Ja, eine achtjährige Tochter.«
Auf Vorschlag des Seminarleiters wählt Thorsten einen Stellvertreter für sich und einen für die Rückenprobleme. Thorsten entscheidet sich, für die Symptome einen Mann auszuwählen.
Von Anfang an ist die Aufstellung sehr energiearm. Es bewegt sich fast kaum etwas. Anonym wählt der Seminarleiter aus der Gruppe zwei Frauen aus und stellt sie vor die Rückenprobleme.
Die Rückenprobleme: »Die interessieren mich beide nicht.«
Der Seminarleiter wählt einen Mann aus der Gruppe und stellt ihn vor Thorsten. Der Fremde geht ohne Zögern auf die rechts vor ihm stehende Frau zu: »Die interessiert mich.«
Der Seminarleiter (wendet sich an die Gruppe und an Thorsten): »Der anonyme Mann vor den Rückenproblemen ist die Seele. Die Seele zieht es zu der Geliebten. Die andere Frau steht für die Herkunftsfamilie, doch scheint die Herkunftsfamilie hier nichts mit den Rückenschmerzen zu tun zu haben.«
Die Geliebte schaut grimmig zu dem abseits stehenden Thorsten: »Ich bin wütend auf ihn.«
Der Seminarleiter zu Thorsten, der auf dem Stuhl sitzt: »Was ist passiert?«
Thorsten: »Keine Ahnung … nichts Besonderes.«
Der Seminarleiter: »Schau dir deinen Stellvertreter an! Er guckt ziemlich schuldbewusst aus der Wäsche. Es ist etwas passiert!«

Thorsten: »Nein, es ist nichts passiert!«
Der Seminarleiter: »Du kannst ja in den nächsten Tagen mal in dich gehen, vielleicht bekommst du es heraus. Vielleicht hast du sie reingelegt?«
Thorsten schüttelt den Kopf.
Während der Seminarleiter mit Thorsten gesprochen hat, ist die Seele langsam auf den Boden gesunken. Sie kniet und windet sich. Thorstens Stellvertreter ist völlig unbeeindruckt und sagt in aggressivem Ton: »Ich will sie nicht! Die Seele interessiert mich überhaupt nicht. Ich will sie weghaben!«
Die Rückenprobleme melden sich zu Wort: »Eigentlich bin ich nur eine Randfigur. Letztlich geht es hier allein um die Seele und Thorsten. Was mit mir ist, ist ganz abhängig davon, wie die beiden miteinander umgehen.«
Die Geliebte nickt: »Stimmt genau! Auch ich bin hier nicht so wichtig. Es geht um seine Einstellung! Es geht um die Seele.«
Der Seminarleiter zu Thorsten, der auf dem Stuhl sitzt: »Du bist dabei, dich von deiner Seele zu trennen. Was soll dabei herauskommen? Nichts Gutes.«
Dann nimmt er einen weiteren Mann aus der Gruppe und stellt ihn anonym hinzu. Thorsten, der mittlerweile ebenfalls vor Schwäche auf den Boden gesunken ist, kriecht auf allen vieren auf die Seele zu und wendet sich dann wieder von ihr ab. Anschließend hängt er sich wie ein kleines Kind, das seinen Papa nicht loslässt, an das Bein des neu dazugekommenen Mannes. Die beiden lächeln sich schließlich an.
Der Seminarleiter zum »richtigen« Thorsten: »Die zwei mögen sich sehr. Weißt du, wer dieser Fremde ist?«
Thorsten schüttelt den Kopf.

Der Seminarleiter: »Das ist das Ego! Du schaust nur noch auf dich. Die anderen interessieren dich gar nicht mehr. Nur die Seele könnte dir helfen, wieder auf Kurs zu kommen.«
Die Rückenprobleme nicken heftig.
Der Seminarleiter zu Thorsten: »Was sagst du zu diesen Bildern?«
Thorsten: »Irgendwie merke ich schon seit langem, dass etwas nicht mit mir stimmt. Aber ich konnte es nie richtig benennen.«
Der Seminarleiter: »Soll ich dir eine Übung geben?«
Thorsten nickt.
Der Seminarleiter: »Die Übung solltest du jeden Tag zehn Minuten lang ausführen. Mach mal bitte die Augen zu. [Thorsten schließt die Augen.] Atme Sonnenlicht ein, gern auch zu den Rückenpartien, wo du Schmerzen hast, und dann atme durch den leicht geöffneten Mund alles Ichhafte, Egoistische aus.«
Nach zirka fünf Minuten fragt der Seminarleiter: »Wie fühlt es sich jetzt in dir an?«
Thorsten: »Ich fühle mich ruhig und gelassen.«
Der Seminarleiter: »Sehr gut! Wenn du diese Übung täglich mehrere Monate praktiziert hast und dann zurückschaust, wirst du merken, dass sich dein Leben schleichend in eine neue, positive Richtung verändert. Und dein Rücken wird sich auch bessern!«
Thorsten nickt. Die Aufstellung wird beendet.

Der Seminarleiter zur Gruppe: »Es sollen keine Missverständnisse entstehen. Jeder von uns braucht das Ego. Ohne Ego kann man zum Beispiel im Beruf kaum erfolgreich sein. Es kommt auf eine gewisse Balance an. Wir wollen ja nicht vor lauter Heiligkeit gleich in den Himmel fliegen ... [Lachen in der Gruppe] Aber wenn wir die Seele verlieren und nur noch aus Ego bestehen, dann werden wir schleichend seelisch und nicht selten auch körperlich krank.«

Drogenmissbrauch: Stefanie

Seit längerem ist Stefanie drogensüchtig. In einem Seminar stellt sie sich selbst auf. Nachdem sie anfängt zu zittern, wählt der Seminarleiter eine Frau aus der Gruppe und stellt sie anonym dazu. Stefanie nimmt die neu Hinzugekommene gar nicht wahr. Sie kann sie nicht anschauen und zittert weiter.

Der Seminarleiter wählt aus der Gruppe zwei Männer aus und stellt sie ebenfalls dazu, und wieder sagt er nicht, um wen es sich handelt. Die neu hinzugekommene Frau geht einen Schritt auf einen der beiden Männer zu und lächelt ihn an. Parallel dazu hört Stefanie auf zu zittern und wird neugierig. Sie geht ebenfalls auf diesen Fremden zu.

Der Seminarleiter: »Und?«

Stefanie: »Er ist Licht! Er ist wunderbar, genau das, was ich jetzt brauche!«

Der Angesprochene lächelt und freut sich. Dann sagt er: »Ja, ich fühle mich, als ob ich ihr Leben gebe.«

Der zweite fremde Mann hingegen geht rückwärts und sagt spontan: »Ich werde hier nicht gebraucht.«

Der Seminarleiter zu Stefanie, die vom Stuhl aus zugesehen hat: »Da kommst du jetzt nicht drauf, wofür dieser zweite Mann steht, der hier nicht gebraucht wird. – Oder doch?«

Stefanie zuckt die Schultern.

Der Seminarleiter: »Der, der nicht gebraucht wird, steht für eine Aufstellung, die familiäre Hintergründe zu deiner Erkrankung aufzeigen soll.«
Stefanie steht das Entsetzen ins Gesicht geschrieben: »Aber deswegen bin ich doch hergekommen. Ich brauche eine Aufstellung!«
Der Seminarleiter (schüttelt den Kopf): »Was du im Moment brauchst, ist das, wofür der erste Mann steht: eine tägliche Seelen-Hausaufgabe. Deine Seele [der Seminarleiter deutet auf die Frau] hat gerade eben ganz deutlich gezeigt, dass du zum jetzigen Zeitpunkt eine Übung brauchst.«
Zu diesen Worten nickt die Stellvertreterin der Seele.
Stefanie: »Und was brauche ich?«
Der Seminarleiter: »Der Mann, auf den auch du so positiv reagierst, steht für eine tägliche Übung, eine Hausaufgabe, die du einige Monate lang machen sollst, während du parallel dazu selbstverständlich alle dir angebotene medizinische Hilfe in Anspruch nimmst, zum Beispiel einen ärztlich überwachten Entzug. Hier geht es nur um einen Zusatz …«
Stefanie: »… und das wäre?«
Der Seminarleiter: »Täglich zehn Minuten Sonnenlicht einatmen. Und bei leicht geöffnetem Mund alles Belastende, auch die Sucht, ausatmen. Am Ende der Übung schaust du dann innerlich auf deine Seele und sagst ihr: ›Führe mich bitte!‹ Ein bisschen ähnlich haben wir die Übung ja zu Beginn des Seminars für alle gemacht.«
Stefanie schüttelt den Kopf, während der Seminarleiter zu den Stellvertretern geht. Stefanies Stellvertreter lächelt die Hausaufgabe immer noch an. Die Seele hat sich direkt neben Letztere gestellt und spontan den Arm um sie gelegt. Stefanie kommt nun in ihre eigene Rolle. Nach einer Weile

schüttelt sie wieder missbilligend den Kopf, so wie zuvor schon auf dem Stuhl: »Das schaff ich nicht! Das geht alles nicht.«
Die Seele gibt Stefanie einen Stups und sagt: »Ja, bitte mach die Übung täglich und schau auf mich!«
Stefanie bleibt skeptisch und antwortet ihr nicht.
Der Seminarleiter zu Stefanie: »Deine Stellvertreterin war ja sehr begeistert von dieser Übung. Sie war eben schon ein wenig in der Zukunft. Sie war innerlich schon da, wo du dich hinentwickeln sollst. Es ist oft so, dass die Stellvertreter Bilder aufzeigen, die erst noch in den nächsten Wochen umgesetzt werden sollen ... Aufstellungen zeigen nur Möglichkeiten und Wege. Gelöst ist hier im Moment gar nichts! Es hängt völlig von dir ab, ob du diese Bilder umsetzen wirst oder nicht.«
Stefanie antwortet mit einem trockenen »Ja«.
Daraufhin wird die Aufstellung beendet.

Nicht immer ist es notwendig, dem Klienten familiensystemische Hintergründe seiner Krankheit zu zeigen. Stets geht es darum, zu prüfen, was ein Ratsuchender zum *jetzigen* Zeitpunkt gerade braucht, um vorwärtsgehen zu können. Mag sein, dass Stefanie in einem halben Jahr oder in einem Jahr eine Aufstellung mit familiensystemischen Hintergründen zu ihrem Drogenmissbrauch benötigt. Im Moment jedenfalls hat die hier erwähnte tägliche Hausaufgabe mehr Chancen, Stefanie effektiv in der Gegenwart helfen zu können. Alles andere würde sie nur überfordern. Zuweilen kommt es ja auch vor, dass jemand schwere Familienschicksale nur als Entschuldigung für sein Leiden missbraucht!

Hier war es wichtig, durch die regelmäßige Hausaufgabe den freien Willen zu stärken. Es liegt allein in Stefanies Hand, ob sie sich der Seele mehr zuwenden möchte.
Stefanies Geschichte erinnert mich an Isolde. Sie war an schweren Depressionen erkrankt. In der Aufstellung lachte sie sogar ihre Seele aus und sagte zu ihr: »Für mich bist du ein Quatsch! Ich glaube nicht an die Seele, sie ist mir völlig egal.« Bezeichnenderweise konnte sie der Seele aber während der ganzen Aufstellung nicht in die Augen sehen! Die Seele reagierte übrigens gelassen: »Sie braucht mich, nicht umgekehrt. Ich ziehe mich einfach von ihr zurück.« Auch die Depression reagierte gelassen: »Ihr wird die Arroganz noch vergehen.« Mit demselben Hochmut hatte Isolde zuvor ihre Eltern in der Aufstellung behandelt.

Die kranke Niere und der Ehemann: Nadine

Nadine hat Wasser in den Beinen und leidet seit langem an einer kranken Niere. Wie so oft in ähnlichen Fällen zeigte sich auch hier bei der Aufstellung, dass die Niere weniger mit der Herkunftsfamilie verbunden ist als vielmehr mit einem Partner. Die Niere als Organ spiegelt meiner Erfahrung nach oft Paarprobleme wider.
Nachdem sich Nadine von ihrem Mann getrennt hatte, erkrankte die Niere. In der Aufstellung wurde deutlich, wie tief sie ihn noch immer liebte. Sie hatte sich nur »mit dem Kopf« von ihm getrennt, aber nicht »mit dem Bauch«. Wie die Aufstellung zeigte, hatte die Seele der Entscheidung zwar zugestimmt, aber Nadine steckte immer noch in der alten Wut und in ihren uneingestandenen Liebesgefühlen

fest. Zum ersten Mal nun übernahm Nadine die Verantwortung dafür, dass sie dem Mann keinen Widerstand geleistet und dass sie nicht schon viel früher die Ehe verlassen hatte! Genau dies hätte die Seele damals von ihr gewollt, wie die Aufstellung klar zeigte! Nicht nur für eigenes Handeln, sondern auch für unser Nichthandeln gilt es, die Verantwortung zu übernehmen!
Nadine erhielt am Ende der Aufstellung noch die Gelegenheit, in einem kleinen Ritual alles Gute aus dieser Beziehung zu nehmen und mit dem Mann auf die gemeinsam zu leistende elterliche Verantwortung für die kleine Tochter zu schauen.

Elf Monate nach dem Seminar schrieb mir Nadine eine E-Mail: Nach der Aufstellung habe sich zum ersten Mal seit der Trennung »ein freundschaftliches Verhältnis zwischen mir und meinem Ex-Mann entwickelt. Dadurch hat unsere Tochter endlich einen guten Platz in der ›Familie‹ bekommen. Dies alles hat mich wirklich stark beeindruckt in den vergangenen Monaten. Meiner Meinung nach konnte dies nur durch die Aufstellung geschehen! Ich bin jetzt so froh!!! ...«
Natürlich stimmt es nicht, dass diese positive Veränderung »nur durch die Aufstellung passieren konnte«. Letztlich spielt es keine Rolle, wer oder was uns hilft, wieder verstärkt auf die Seele zu schauen. Manchmal ist es der Rat einer sensiblen Freundin oder eines Freundes. Aufstellungen sind nur eine von mehreren Methoden, die uns dabei gute Dienste leisten können, wenn es darum geht, der Seele zu folgen.

Der Pakt an der Jerusalemer Klagemauer: Jasmin

Jasmin leidet an Depressionen und Bandscheibenvorfällen. Ein Krebsleiden, fünf Jahre zuvor ausgebrochen, ist mittlerweile gut unter Kontrolle.

Jasmin kommt in meine Praxis, weil sie das unbestimmte Gefühl hat, eine Reise nach Israel stehe am Anfang ihrer Leiden. Nach dieser Reise vor dreizehn Jahren hätten all ihre Krankheiten begonnen. Vorher sei sie gesund gewesen.

Auf meine Nachfrage, was denn geschehen sei, erzählt sie von ihrem magersüchtigen Sohn Wolfgang. Jasmin war zu jener Zeit alleinerziehend. Der Vater des Kindes hatte aber regelmäßigen Kontakt zu ihm.

Jasmin hatte damals Wolfgangs Krankheit »nicht mehr zuschauen können«. Bei einer Reise nach Israel hatte sie an der Klagemauer auf einen Zettel geschrieben: »Gott, lass mich jetzt krank und meinen Sohn dafür gesund werden.« Schon am ersten Tag nach diesem »Pakt« bekam Jasmin eine schwere Hautkrankheit und ahnte, dass irgendetwas nicht stimmt. Doch in der Folge hat sich der Sohn langsam erholt, was sie sehr freute. Sie selbst war aber mit der Zeit immer schwerer krank geworden.

Der Therapeut unterbricht Jasmin: »Solche Pakte sind gegen die Seele – egal, wie gut oder schlecht sie funktionieren mögen. Negative Folgen haben sie immer!«

Jasmin (seufzt): »Wenn ich ehrlich bin, habe ich das schon immer geahnt. Ich habe Gott gespielt. Ich hätte es nicht tun dürfen. Meine Seele war gegen das, was ich getan habe! Deswegen bin ich heute hier.«

Jasmin äußert den Wunsch, auf Papierscheiben nachzuspüren, wie intensiv dieser Pakt an der Entstehung ihrer

Krankheiten beteiligt ist. Wir legen eine schwarze Papierscheibe auf den Boden für Jasmins Krankheiten. Fächerförmig liegen davor in einigem Abstand voneinander drei kleine Bergkristalle.
Der Therapeut: »Mach dich innerlich ganz leer und geh auf die Papierscheibe. Schau auf die drei Steine und prüfe, zu wem es dich körperlich am meisten hinzieht: zu dem hier vorn links, zu dem in der Mitte vor dir oder zu dem rechts vor dir. Der linke Stein bedeutet: ›Die Krankheiten haben sehr viel mit dem Pakt zu tun.‹ Die Mitte bedeutet ›teilsteils‹, und der rechte Stein steht für einen eher geringen Zusammenhang.«
Jasmin stellt sich mit bangem Blick auf die Papierscheibe. Schnell zieht es sie klar zu dem linken Stein. Dann geht Jasmin von der Papierscheibe herunter. Sie beginnt zu weinen: »Ich habe es gewusst. Innerlich habe ich es gewusst. Meine Seele war dagegen.«
Der Therapeut: »Auch nach dreizehn Jahren noch kann man einen Pakt auflösen.«
Jasmin nickt. Der Therapeut führt sie zu einem im Besprechungszimmer hängenden Spiegel und bittet sie, sich in die Augen zu schauen und zu sagen: »Liebe Seele, ich habe einen schweren Fehler gemacht. Ich nehme diesen Pakt hiermit vollständig zurück. Ich bin für mich zuständig und mein Sohn Wolfgang für sich.«
Klar und kraftvoll kann Jasmin diese Sätze sprechen, dann weint sie wieder. Als sie ihre Tränen getrocknet hat, sagt der Therapeut: »Es ist jetzt vorbei! Am besten, Sie behalten diese Dinge als Geheimnis für sich.«
Jasmin (nickt kräftig): »Unbedingt! Ich habe auch in der Vergangenheit mit niemandem darüber geredet.«

Meiner Erfahrung nach wirken solche Pakte umso stärker, je mehr der Betreffende von ihnen überzeugt ist. Da man mit diesen »Vereinbarungen« versucht, das Schicksal und Gott »auszutricksen«, haben sie letztlich nie positive Folgen. Wer derartige Pakte abschließt, der ist nicht in Verbindung mit seiner Seele. Stattdessen versucht er, sein eigenes oder das Schicksal von anderen zu manipulieren.
In der Regel werden Pakte jedoch nicht bewusst beschlossen wie in Jasmins Beispiel, sondern unbewusst – so wie in der nächsten Fallgeschichte.

Vom Partner übernommenes Asthma: Melanie

Melanie ist mit einer Asthmasprayflasche ins Seminar gekommen. Seit einem Jahr leidet sie an Asthma, und genau diese Krankheit will sie aufstellen.
Der Seminarleiter macht zunächst eine Vorprüfung: Er bittet Melanie, eine Stellvertreterin für sich auszusuchen. Dann legt er zwei Käppis vor sie auf den Boden und fragt: »Wo zieht es dich hin? Nach links oder nach rechts?« Rechts hatte er als »Herkunfts-« und links als »Gegenwartsfamilie« definiert. Es zieht die Stellvertreterin nach links.
Der Seminarleiter: »Wir stellen nicht deine Herkunfts-, sondern deine Gegenwartsfamilie auf.«
Zu dieser Familie gehören neben dem Mann auch seine Tochter aus der ersten Ehe und die geschiedene Frau. Aufgestellt werden nun Melanie, das Asthma (Melanie wählt dafür einen Mann), der Ehemann und dessen Tochter. Die Tochter verhält sich dem Vater gegenüber äußerst merkwürdig. Schließlich sagt sie: »Der soll mein Vater sein?«

Der Seminarleiter zu Melanie: »Kannst du etwas dazu sagen?«
Melanie: »Ja, in der Tat hat mein Mann schon oft diese Vermutung geäußert … Bei ihm selbst gibt es übrigens die Vermutung, dass er als Baby in der Klinik vertauscht wurde und so bei den falschen Eltern aufwuchs.«
Der Seminarleiter: »Das gibt hier Sinn. Der Mann dreht sich immer wieder auch leicht. Da ist etwas Verrücktes!«
Mittlerweile ist Melanies Stellvertreterin zu ihrem Mann gegangen, um ihn zu stützen. Das Asthma folgt ihr und stellt sich dann hinter den Mann. Der Stellvertreter der Krankheit wendet sich spontan zum Seminarleiter: »Eigentlich gehöre ich zu dem Mann und nicht zu Melanie!«
Melanie (auf ihrem Stuhl): »Nach dem Lesen von Aufstellungsliteratur hatte ich so etwas schon vermutet!«
Der Seminarleiter: »Magst du in deine eigene Rolle gehen, Melanie?«
Melanie nickt, steht auf und stellt sich an ihren Platz in der Aufstellung, während sich ihre Stellvertreterin hinsetzt.
Der Seminarleiter zum Asthma: »Stell dich noch mal neben Melanie.«
Melanie schaut der Krankheit in die Augen und beginnt zu weinen. Dann schaut sie den Seminarleiter an: »Darf ich es ihm zurückbringen?«
Der Seminarleiter: »Ja, mach das. Nimm es an der Hand und bring es zu deinem Mann.«
Melanie nimmt das Asthma an der Hand und übergibt es dem Mann.
Der Mann reagiert mit Panik und läuft vor dem Asthma weg: »Ja, es gehört zu mir! Aber ich will es trotzdem nicht bei mir haben. Es macht mir Angst!«

Der Seminarleiter zu Melanie: »Sag ihm: ›In der Seele überantworte ich es wieder dir. Was du damit machst, geht mich nichts mehr an.‹«

Der Mann stimmt dem zu und schaut ängstlich zum Asthma. Dann deutet er neben sich: »Da fehlt noch jemand neben mir. Vermutlich eine Frau.«

Der Seminarleiter zu Melanie: »Wahrscheinlich geht es nun um die erste Ehefrau, mit der es noch etwas zu lösen gilt. Doch all das darf uns jetzt aus ethischen Gründen gar nicht interessieren, denn nur er selbst dürfte es aufstellen. – Was du zu tun hast, weißt du?«

Melanie seufzt erleichtert: »Ja!«

Vier Jahre danach sitzt Melanie wieder in einem meiner Kurse, weil sie etwas anderes aufstellen möchte. Sie berichtet den Teilnehmern, dass sie tatsächlich an jenem damaligen Samstag zum allerletzten Mal das Asthmaspray benutzt hat! Durch einen seltsamen Zufall ist in dieser neuen Gruppe ein Ehepaar anwesend, das vor vier Jahren ebenfalls am selben Kurs teilgenommen hatte und sich an die Aufstellung noch erinnert.

Melanie ist dauerhaft geheilt. Allerdings war genau seit diesem Aufstellungswochenende der Ehemann ihr gegenüber psychisch verändert. Er war nicht bereit gewesen, auf sein eigenes Schweres in der Familie zu schauen. Zwei Jahre nach dem Seminar kam es zur Trennung. Melanie sagt dazu: »Alles war genau so richtig, wie es war. Die Ehe war schon vorher zu Ende. Ich wollte sie verzweifelt retten, und die Übernahme seines Schweren war der letzte Versuch. Ich bin heute so froh, dass ich die Ehe beendet habe.« Mittlerweile hat Melanie einen neuen Partner.

Zur richtigen seelischen Haltung gehört, dass man nur sein Eigenes trägt und nicht zum Beispiel dem Partner etwas abnimmt. Das klingt selbstverständlich, ist es aber durchaus nicht! Wenn man dem Partner Schweres abnimmt, kann man davon psychisch oder körperlich krank werden, weil sich die eigene Seele dagegen wehrt! Nur der Betreffende selbst kann seine Probleme lösen, nicht jedoch sein Partner. Wenn wir unserem Partner etwas abnehmen, wird dieser in vielen Fällen wütend auf uns, weil wir ihm etwas Wichtiges gestohlen haben: eine seelische Aufgabe. Außerdem entsteht Verwirrung in der eigenen Psyche, wenn man sich in die Probleme des Partners einmischt. Je mehr wir auf unsere eigene Seele schauen, desto mehr können wir unseren Partner so nehmen, wie er ist. Wir können ihm dann die Zeit geben, die er braucht, um seine Schwierigkeiten zu meistern. Wenn er es nicht macht, kann dies zuweilen dazu führen – so wie in Melanies Fall –, dass die Ehe zu Ende geht. Die Ehe ist auf gegenseitiges Wachstum und Reifung angelegt. Wenn einer von beiden dauerhaft die Entwicklung verweigert, gehen Paarbeziehungen auseinander. Zum Glück geht es in den meisten vergleichbaren Fällen besser weiter, wenn man seinem Partner ein Symptom »zurückgegeben« hat.[27]

GRENZBEREICHE DER SEELE

Woher kommt die Seele vor der Geburt, wohin geht sie nach dem Tod des Körpers? Nur wenige Fragen haben Dichter, Philosophen und geistig Suchende so interessiert wie diese. Oft werde ich auch gefragt, ob man mit dem Familien-Stellen das Phänomen der Reinkarnation »beweisen« könne. Selbstverständlich kann man das nicht! Genauso wenig kann man mit Aufstellungen »beweisen«, dass es sie *nicht* gibt! Auch die Tatsache, dass uns die Stellvertreter der Toten regelmäßig in Aufstellungen wichtige Einzelheiten über ihre Sichtweise der lebenden Verwandten, über ihren eigenen Tod und über viele andere Dinge sagen, bezeugt im wissenschaftlichen Sinne nichts.

Analytisch und wissenschaftlich orientierte Familienaufsteller sehen in all diesen Phänomenen nur vom Unbewussten erfundene »geistige Konstrukte«, die uns helfen, mit Leben und Tod auf sinnvollere Weise umzugehen. Nach Ansicht dieser Kollegen lassen die Aussagen der Stellvertreter von Toten nicht im Geringsten Rückschlüsse auf die tatsächlichen Verstorbenen zu. Ich bin in dieser Hinsicht völlig anderer Ansicht. Immer wieder berührt es mich, wenn beispielsweise die Familienmitglieder einem Selbstmörder helfen, die durch den plötzlichen Tod entstandene seelische Verwirrung aufzulösen! Was Aufstellungen zu diesem Thema zeigen, befindet sich auch in Übereinstimmung mit der

Weisheit vieler religiöser Überlieferungen! In meinem Buch *Wie der Tod dem Leben dient*[28] habe ich offen meine eigene Sichtweise zu solchen Fragen dargelegt: Für mich sind Tote in Aufstellungen nicht nur »psychologisch« zu betrachten. Und nicht selten spricht vieles dafür, dass die Aufstellungen positiv auf die Toten zurückwirken.

Letztlich muss sich jeder seine eigene Meinung dazu bilden. Nach vielen Jahren der Aufstellungspraxis kann ich jedoch sehr gut nachvollziehen, was Martha mir nach einer Aufstellung, in der ihr verstorbener Onkel eine zentrale Rolle spielte, in dem unten angeführten Brief schrieb.

Martha hatte eine elfjährige Tochter, die in der Kinder- und Jugendpsychiatrie war. Die Mutter kam zur Familienaufstellung in eine Gruppe, weil sie etwas für ihr Kind tun wollte. Bei der Frage, was denn Besonderes in der Familie passiert sei, erzählte sie von einem Bruder des Vaters, der nach der Geburt an Schwäche gestorben war. Da die Großmutter schon mehrere Söhne hatte, sehnte sie sich nach einer Tochter. Sie soll sichtlich froh gewesen sein, als der Junge so schnell nach der Geburt starb …! Die Aufstellung zeigte, dass die Großmutter dabei sogar irgendwie nachgeholfen haben musste. Vermutlich ließ sie ihn verhungern oder hygienisch verwahrlosen. Traurige Tatsache ist jedenfalls, dass sie nach der Geburt ausgerufen hatte: »Nehmt dieses Kind von mir weg und schmeißt es auf den nächsten Misthaufen!«

In der Aufstellung flüchtete die Großmutter vor den anderen Familienmitgliedern, insbesondere vor ihrem toten Sohn. Sie verging vor Scham und Schuldgefühl. Der Onkel aber wurde von allen liebevoll aufgenommen. Marthas Tochter sagte spontan: »Ich kenne ihn. Er war immer an meiner Seite!« Das Kind fühlte stets mit dem Schicksal seines Onkels. In Wirklichkeit hatte Martha ihrer Tochter allerdings nie etwas von der Existenz des Onkels berichtet.

In einem Brief einige Tage nach der Aufstellung schrieb mir Martha: »Als ich später an meinen eigenen Platz in die Aufstellung kam, musste ich weinend lange meinen Onkel umarmen. Ich hätte das noch lange tun können, aber der Onkel sagte, ich sollte ins Leben zurückgehen. So habe ich ihn dann ganz bewusst in Liebe losgelassen, um ins Leben zurückzukehren. Als die Aufstellung beendet war und ich wieder auf meinem Stuhl saß, konnte ich spüren, dass er immer noch hinter mir stand. Er strich mir liebevoll über die Arme. Vermutlich erlebt man so etwas normalerweise nach Aufstellungen nicht, ich selbst habe so etwas auch noch nie erlebt, und für Jenseitiges habe ich mich nie interessiert! Aber für mich war das alles real und auch völlig natürlich. In keiner Sekunde war ich verängstigt. Ich denke, Sie sollten wissen, dass man ausnahmsweise einmal solche Wahrnehmungen haben kann.

Ich habe ganz deutlich gespürt, wie mein Onkel mich fühlen lassen wollte, dass er sich über die gefundene Lösung freute – für sich und für mich. Und mich freute es natürlich auch! Beim Abschlussgespräch der Gruppe fragte dann jemand, wie das denn möglich sei, dass die Stellvertreter so stark wahrnehmen können, was mit den Familienmitgliedern geschehen ist und wie sie sich fühlen. Eigentlich hätte ich mich gern gemeldet und gesagt, dass die Toten bei den Aufstellungen anwesend sein können und mitfühlen. Aber da hätten mich vielleicht einige seltsam angeschaut. Ich habe mich nicht getraut … Nach der

Aufstellung habe ich nun das Gefühl, unendlich befreit zu sein. Das Leben kann jetzt richtig losgehen, und ich bin zuversichtlich, dass es auch mit meiner Tochter gut weitergeht.«

Gehen wir noch mal zurück zu der eingangs aufgeworfenen Frage nach der Reinkarnation. Daan van Kampenhout, ein Schamane und zugleich Familienaufsteller, weist in seinem faszinierenden Buch *Die Heilung kommt von außerhalb*[29] auf das Reinkarnationskonzept einiger sibirischer Kulturen hin. Danach wird davon ausgegangen, dass jede Person verschiedene Seelen besitzt: eine persönliche und auch eine Familienseele. Dieser Ansatz scheint sehr gut zu dem zu passen, was Familienaufstellungen zeigen. Es würde auch erklären, warum wir auf eine viel tiefere Weise, als wir es je geglaubt haben, mit den Stammbäumen unserer Eltern verbunden sind.

Nach dem sibirischen Konzept nehmen diese beiden Seelen innerlich alles auf, was im Leben ihres »Besitzers« geschehen ist, bis sie sich dann nach seinem physischen Tod von ihm ablösen. Sowohl die Familienseele als auch die persönliche Seele machen anschließend eigenständige Erfahrungen im nichtkörperlichen Bereich. So kann sich beispielsweise die persönliche Seele nach einer gewissen Zeit einen neuen physischen Körper »suchen«, oder sie verzichtet auf eine weitere Inkarnation. Die Familienseele hingegen wird von einer bestimmten Anzahl von Personen geteilt! Sie inkarniert ausschließlich immer in derselben Familie, bis diese ausstirbt. Wenn die Familie tatsächlich nicht mehr existiert, kann die Familienseele sich eine neue Familie suchen, die viele Ähnlichkeiten mit der alten aufweist. Der

Träger der Familienseele hat Informationen des Stammbaums in sich gespeichert, wenn diese auch dem Bewusstsein meist nicht zugänglich sind.
Nach Daan van Kampenhout werfen die schamanischen Vorstellungen der »vielfachen Seele«, die sich immer wieder in »und aus einer bestimmten Familie inkarniert, generelle Fragen über die Reinkarnation auf«:[30] Reinkarniert sich die Seele oder reinkarnieren sich verschiedene Schichten unserer feinstofflichen Körper? Wenn sich ein oder mehrere Körper inkarnieren, sind sie dann in der Lage, ihre Erinnerungen in ihr nächstes Leben mitzunehmen? Und wie gestaltet sich das Verhältnis von persönlichen zu familiären Erinnerungen?

Ganz gewiss ist es hier nicht mein Anliegen, den Leser mit Erkenntnissen der ethnologischen Forschung zu verwirren. Doch es ist mir wichtig aufzuzeigen, dass die seelischen Gesetze, die unser Leben, unseren Tod und unsere Fortexistenz nach dem Tod bestimmen, mit Sicherheit viel komplizierter sind, als uns das gewisse »Instant-Esoterikbücher« weismachen wollen! Geben wir einfach zu, wie es wirklich ist: Das Vermögen unseres menschlichen Verstandes ist äußerst begrenzt und kann die Facetten der seelischen Gesetze nur an einem winzigen Zipfel greifen!
Wenn wir diesen »kleinen Zipfel« erfassen wollen, lohnt es sich jedoch, die Konzepte der Fortexistenz der Seele im Buddhismus, im Hinduismus und in schamanischen Kulturen zu vergleichen. Danach ergibt sich folgendes Bild: Mit unserem Tod vergeht nach und nach unsere Persönlichkeit dieses Lebens und löst sich vollständig in feinstofflichen

Ebenen auf. Auf diesen letzteren Ebenen sterben wir sozusagen nach dem physischen Tod noch die »Tode« unserer feinstofflichen Körper, bis am Ende unsere Persönlichkeit vollständig ausgelöscht ist.

Gerade buddhistische Lehrer weisen immer wieder darauf hin, dass es Reinkarnation als Wiedergeburt einer Persönlichkeit auf gar keinen Fall gibt! Das, was sich möglicherweise nach einer gewissen Zeit wieder inkarniert, ist nicht »Herr Maier« oder »Frau Müller«, die erneut in Afrika auf die Welt kommen, sondern es ist ihr Seelenfunke, der nach dem Tod der Persönlichkeit auf den feinstofflichen Ebenen zurückblieb und in einer »größeren Seele« aufging. Der neu wiedergeborene Mensch hat dann nur noch wenige direkte Verknüpfungen mit der Persönlichkeit aus einer früheren Existenz! Ob es Reinkarnation gibt, hängt demnach unter anderem davon ab, wie wir sie definieren. Und welche zusätzliche Rolle in diesem Zusammenhang eine möglicherweise existierende »Familienseele« für uns spielt, muss ebenfalls völlig offenbleiben.

Familienaufstellungen im Grenzbereich der Seele zeigen jedenfalls, dass das Eigeninteresse der Seele weit über die Verbindung mit dem physischen Körper hinausgeht! Wer in diesem Bereich forscht, beispielsweise indem man die Seele als Person aufstellt, wird nicht selten mit ganz neuen Fragen konfrontiert.

Vier der fünf folgenden Aufstellungen zeigen auf ihre eigene Weise, wie stark die Kräfte der Seele, aber auch die des Gegenpols sind: Es wird deutlich, dass es für unsere Psyche nicht ungefährlich ist, mit kindlichem Elan und Neugier unsichtbare Trennlinien zur anderen Welt zu überschreiten, zum Beispiel durch »Wahrnehmung der Toten«, zu intensiver Meditation und Reinkarnationstherapie oder mit Fluchritualen, wie wir es in der Geschichte von Jumila und Gerlinde erleben.

Opfer eines schwarzmagischen Fluchrituals: Jumila und Gerlinde

Gerlinde erzählt im Seminar von ihrer Tochter Jumila, die sie mit einem afrikanischen Freund hatte. Als Gerlinde schwanger war, wollte der Freund sie zur Abtreibung zwingen, aber sie entschied sich, das Kind gegen seinen Willen zu bekommen. Als er dann jedoch die Tochter im Alter von neun Monaten das erste Mal sah, wollte er Gerlinde heiraten. Doch nun war sie ihm gegenüber nicht mehr offen, denn mittlerweile hatte sie herausbekommen, dass er vermutlich schon mehrere Ehefrauen hatte und wahrscheinlich auch schon mehrere Kinder. Bislang hatte er das immer abgestritten.

Gerlinde musste sich nun eingestehen, dass sie sich zu wenig für die Sitten und die Kultur ihres Freundes interessiert und sich möglicherweise leichtfertig auf ihn eingelassen hatte. Da Gerlinde ihn nicht mehr wollte, nahm sich der afrikanische Vater nun eine afrikanische Frau, mit der er jedoch nicht in Afrika, sondern in einer deutschen Großstadt lebt und mit der er mittlerweile vier weitere Kinder gezeugt hat. Gerlindes Freund brach den Kontakt mit ihr und der Tochter ab. In einem Brief schrieb er, dass keiner seiner afrikanischen Verwandten von diesem Mischlingskind erfahren würde. Jumila sei einfach »nicht existent«. Aus diesem Grund war auch ein selbst aufgesetztes Dokument beigelegt, in dem er jedweder Adoption zustimmte.

Außerdem berichtet Gerlinde, dass die afrikanische Ehefrau extrem eifersüchtig sei und jeden Kontakt des Vaters zu seiner Tochter verhindere. Als Jumila einige Monate alt war, hatte Gerlinde von ihr in einem Brief einen Fluch erhalten: Die Frau hatte ohne Wissen ihres Mannes ein afrikanisches schwarzmagisches Ritual durchgeführt und dabei Gerlinde und ihrer Tochter den Tod gewünscht. Beiden war in diesem Brief der Tod prophezeit worden. Seitdem Gerlinde diesen Brief erhalten hat, ist nicht nur die Tochter ständig schwer, sogar lebensbedrohlich krank, sondern Gerlinde selbst auch. Jumila hat immer wieder dramatisch verlaufende Lungenentzündungen, die sich nicht erfolgreich medizinisch behandeln lassen.

Aufgestellt werden nun nicht nur Gerlinde, Jumila und ihr Vater, sondern auch die Afrikanerin, ihre Kinder (Jumilas jüngere Halbgeschwister) und auch eine Person für den afrikanischen Todesfluch. Gerlinde wählt dafür eine Frau aus.

Von Anfang an zieht der Fluch alle Beteiligten in seinen Bann. Vor der Frau, die ihn darstellt, zittern insbesondere Gerlinde und ihre Tochter. Selbst Jumilas Vater ist erstarrt. Zunächst hatte er zu seiner Tochter geschaut, doch als er auf den Fluch blickt, ist er zutiefst erschüttert. Genau wie alle anderen wird er jedoch durch den Fluch in seinem Tun gelähmt. In den Augen der Afrikanerin blitzt indes nur Hass gegen die Rivalin und deren Kind. Die Spannung wird für Gerlinde und Jumila unerträglich. Sie können sich kaum noch auf den Beinen halten. Schließlich jedoch dreht

sich der Fluch um und schaut auf seine Erschafferin: die afrikanische Frau. Dank diesem Richtungswechsel atmen Gerlinde und Jumila sofort durch und richten sich langsam wieder auf.
Die Augen der Afrikanerin drücken jetzt, nachdem der Fluch sie anschaut, keinen Hass, sondern nur noch blanke Todesangst aus. Als sich der Fluch mit wuchtigen Schritten wie eine unaufhaltsame Macht auf die Urheberin zubewegt, stößt die Afrikanerin einen lauten Schrei aus. Während sich der Fluch immer mehr nähert, sagt er: »Jetzt töte ich dich statt sie.«
Damit sie nicht vernichtet wird, spricht sie den Wunsch aus, der Fluch möge sich endlich auflösen. Doch der Fluch nähert sich immer bedrohlicher und drängt seine Erzeugerin in eine Ecke des Raumes. Die Afrikanerin steht buchstäblich mit dem Rücken zur Wand. Der Fluch sagt: »Es braucht sehr viel Zeit, bis ich verschwinden kann, sehr viel Zeit!« Kraftvoll und bedrängend bleibt er vor seiner Urheberin stehen und lässt ihr kein Entrinnen. Gerlinde und ihre Tochter drehen sich nun um, so dass sie das Geschehen nicht mehr verfolgen können. Jetzt geht es ihnen gut. Die Folgen des Fluches müssen zu ihrem Ursprungsort zurück. Andere Gesichtspunkte spielten in dieser Aufstellung keine Rolle, da der Fluch mit seiner Macht alle aufgestellten Personen völlig dominierte.
Gerlinde hatte bis zum Ende der Aufstellung fassungslos auf dem Stuhl gesessen und sich gewunden vor Aufregung, während sie dem ganzen Geschehen zusah. Genau so, wie es sich hier darstellt, hatte sie es innerlich in den zurückliegenden Jahren erlebt: Sie fühlte sich mit ihrer Tochter von dem Fluch tödlich bedroht. Bei jeder neuen Lun-

genentzündung Jumilas fürchtete sie um das Leben ihres Kindes.

Knapp zwei Jahre nach der Aufstellung hatten Gerlinde und ich wieder Kontakt. Noch vor der damaligen Aufstellung hatte Gerlinde nichts von Afrika und seiner Kultur wissen wollen. Das Afrikanische war für Gerlinde, nach allem, was sie erlebt hatte, mit Angst besetzt. Aus verständlichen Gründen wollte sie damit nichts mehr zu tun haben. Obwohl Tochter Jumila äußerlich ihre afrikanische Herkunft nicht verleugnen konnte, sah sie sich als »Weiße«, und auf Bildern malte sie sich selbst stets mit blonden Haaren! Tatsächlich jedoch hat sie sehr lange, glatte schwarze Haare! Das Kind hat das Ausklammern der afrikanischen Kultur durch die Mutter gespürt und sich aus Liebe zur Mutter danach verhalten und sich als »Weiße« gesehen.
Vom Tag der Familienaufstellung an änderte sich das! Das Kind malt sich seitdem als Schwarze! Parallel dazu spürte Gerlinde, dass es nun notwendig war, sich mit Afrika auseinanderzusetzen. Nachdem die Mutter sich für die afrikanische Herkunft des Kindes geöffnet hatte, fühlte sich auch das Kind ermutigt, diese andere Seite in sich zuzulassen. Gerlinde vermittelt ihrer Tochter den christlichen Glauben, doch sie bringt sie ebenso in Kontakt mit ihren afrikanischen Wurzeln.
Seit der Aufstellung hat Gerlinde viele intensive Gespräche sowohl mit Afrikanern geführt als auch mit deutschen Frauen, die ebenfalls mit ihren Kindern von Afrikanern verflucht worden waren. Ein christlicher afrikanischer Pfarrer berichtete ihr, wie häufig diese Flüche ausgesprochen würden – im schlimmsten Fall mit tatsächlicher

Todesfolge! In Gesprächen mit vielen Betroffenen und Afrikanern erfuhr Gerlinde, dass sie kein Einzelfall ist. Egal, was Westeuropäer über die geistigen Praktiken Afrikas glauben mögen, die Folgen von rituellen Verfluchungen können weitreichende Wirkungen haben.
Auch mit Angehörigen jenes Stammes, dem Jumilas Vater angehört, hat Gerlinde mittlerweile Kontakt. Dabei erfuhr sie, dass solche Flüche in Afrika keineswegs ein Kavaliersdelikt seien, vor allem dann nicht, wenn sie innerhalb einer Familie ausgesprochen werden. Auf die Schilderung ihres Falles hin wurde ihr gesagt, dass es sich auch nach afrikanischer Sitte bei solchen Flüchen um eine verabscheuungswürdige Tat handele! Dennoch würden Fluchrituale sehr oft ausgesprochen.
Auch gesundheitlich haben sich bei Jumila die Dinge zum Positiven entwickelt. Bis zum Zeitpunkt der Familienaufstellung hatte sie sechs bedrohliche Lungenentzündungen gehabt, seit der Aufstellung keine einzige mehr. Die Wirkung des Fluchs hat sich seit der Aufstellung aufgelöst und Jumila sich seitdem gut entwickelt. Jumilas Vater hat allerdings bislang noch kein Interesse gezeigt, seine Tochter wieder zu sehen.
Gerlinde erzählt, dass die Wirkung der Aufstellung nach knapp zwei Jahren immer noch anhalte. Sie merke an sich, wie sie durch eine neue berufliche Orientierung und auch durch die kulturellen und geistigen Dinge, mit denen sie sich seitdem beschäftigt hat, auf einen neuen Weg gebracht worden ist.[31]

Diese Aufstellung zeigt uns auf erschütternde Weise, dass man psychische Kräfte nicht nur einsetzen kann, um sich mit der Seele zu entwickeln, sondern dass sie auch missbraucht werden können. Indem man Fluchrituale, schwarze Magie und dergleichen mehr ausübt, wirft man sich selbst in der seelischen Entwicklung extrem weit zurück. Es versteht sich von allein, dass jede ethische Orientierung solches Tun verbietet.

Die missglückte Reinkarnationstherapie: Udo

Udo berichtet vor der Gruppe, dass er vor einiger Zeit bei einer Therapeutin eine Einzel-Reinkarnationstherapie durchgeführt hat. Dabei scheint etwas schiefgelaufen zu sein: »Anschließend war es für mich, als sei etwas von mir abgespalten. Ich fühle mich seitdem nicht mehr wie früher. Es ist seit Monaten etwas negativ in mir verändert, und zwar dauerhaft. Das macht mir Angst.«

Auf die Frage des Seminarleiters, warum er nicht noch einmal mit der betreffenden Therapeutin Kontakt aufgenommen hat, antwortet Udo, er habe keinerlei Vertrauen mehr zu ihr.

Udo stellt jemanden für sich, eine Frau für die Therapeutin und einen Mann für das von sich Abgespaltene auf. Kaum hat sich Udo wieder auf seinen Stuhl gesetzt, fängt die Therapeutin am ganzen Körper an zu zittern: »Es tut mir so leid [sie blickt zu Udo]: Ich habe dich geschädigt! Ich arbeite mit Seelengeheimnissen, die ich selbst nicht verstehe! Bitte verzeih mir!«

Udo blickt ungläubig zu der Therapeutin. Er wirkt wie versteinert. Das Abgespaltene wirkt ebenfalls völlig apathisch. Als die Therapeutin wieder etwas sagen will, unterbricht sie der Seminarleiter: »Bitte nichts sagen jetzt! Wart ab!«

Eine längere Zeit scheint nichts zu passieren. Dann geht plötzlich ein Ruck durch Udo. Er geht auf die Therapeutin zu und sagt: »Ich verzeihe dir. Du wusstest nicht, was du tust.«

Unmittelbar darauf beginnt das Abgespaltene zu lächeln. »Endlich!«, sagt es und geht auf Udo zu.

Der Seminarleiter setzt sich neben den »richtigen« Udo auf einen Stuhl und sagt ihm: »Mach bitte die Augen zu! – Denk an das Abgespaltene und atme es jetzt wieder ganz in dich hinein!«

Udo atmet eine Weile das Abgespaltene ein. Dann fängt er an zu strahlen. Er öffnet die Augen und sagt: »Jetzt geht es mir richtig gut!«

Der Seminarleiter: »Willst du deinen Platz in der Aufstellung einnehmen?«

Udo: »Unbedingt!«

Udo nimmt seinen Platz ein und blickt auf das Abgespaltene. Ohne zu sprechen, nehmen sie sich an der Hand und gehen Schritt für Schritt nach vorn, während die Therapeutin hinter dem Rücken der beiden zurückbleibt.

Der Seminarleiter zu dem Abgespaltenen: »Wie geht es dir?«

Das Abgespaltene: »Schon nachdem er der Therapeutin verziehen hat, bin ich aufgetaut. Aber jetzt ist es noch besser!«

Der Seminarleiter blickt zu Udo: »Und bei dir?«

Udo: »Ich bin mit mir wieder ganz im Frieden.«

Der Seminarleiter: »Falls auch nur andeutungsweise das alte, negative Gefühl zurückkommt, gehst du bitte wieder

in dieses Lösungsbild zurück und atmest das von dir Abgespaltene ein – okay?«
Udo: »Okay!«

Monate später schreibt Udo mir eine E-Mail: »Seit der Aufstellung am Bodensee hat sich mein Leben sehr positiv verändert. Ich kann … den zu mir gehörenden Teil wieder als ganz selbstverständlich in mir spüren … Danke!«
Über den Sinn und Zweck von »Reinkarnationstherapien« möchte ich mich hier nicht äußern. So wie Udo muss sich dazu jeder eine eigene Meinung bilden und dann entscheiden, wie er in der Praxis damit umgeht. Udos Geschichte zeigt aber eindrücklich, dass es alles andere als ungefährlich ist, sich auf dieses Gebiet zu begeben.

»Es kommt von ganz weit her«: Jeffrey

Jeffrey erzählt, er habe ein Problem mit seinem Vater, woraufhin der Seminarleiter fragt: »Wie zeigt sich das denn?«
Jeffrey: »Oh, ich habe oft negative Gedanken über ihn. Er nervt mich einfach. Häufig kritisiert er mich. Und leider spielt er meinen älteren Bruder oft gegen mich aus. Wenn ich ihm etwas sage, was er für sich behalten soll, erzählt er es sogleich weiter. Dann gibt es meist Streit.«
Der Seminarleiter: »Mit deinem Bruder gibt es auch Streit?«
Jeffrey: »Eigentlich ist mein Bruder der Ältere, in der Praxis jedoch habe immer ich die erste Geige gespielt.«
Der Seminarleiter: »Mir scheint, hier gibt es intensive Rollenkonflikte. Lass uns doch deine Eltern und euch

Brüder aufstellen! [Der Seminarleiter hält kurz inne.] Wart noch mal: Waren deine Eltern vorher verlobt oder verheiratet? Gibt es tote Kinder?«
Jeffrey: »Nein. Das kann ich alles verneinen.« Er wählt nun mehrere Personen aus der Gruppe für die Familienmitglieder aus.
Am Anfang des Seminars hatte der Seminarleiter die Anweisung gegeben, dass zunächst einmal alle ausgewählten Personen in eine Reihe gestellt werden sollen, damit sowohl die Gruppe als auch die Ausgewählten sich orientieren können. Dabei stehen die Eltern stets ganz rechts, anschließend kommt links neben ihnen das erste Kind, dann das zweite und so weiter. Erst wenn alle wissen, wer wer ist, wird die Familie aufgestellt. Dazu muss man noch wissen, dass rechts immer der systemisch stärkere Platz ist. Wer dagegen links von einer Person steht oder sitzt, der befindet sich am schwächeren Ort.
Es fällt auf, dass Jeffrey sich selbst nicht nur als Ersten auswählt, sondern sich auch gleich auf die äußerste rechte Position stellt.
Der Seminarleiter zu Jeffrey und zur Gruppe: »Das ist kein Zufall! Man sieht gleich, wer hier der Boss ist.«
Jeffrey korrigiert es stillschweigend und ordnet seinen Stellvertreter links neben die Eltern ein, wobei er jedoch rechts von seinem älteren Bruder steht.
Der Seminarleiter: »Auch das ist jetzt kein Zufall! Jeffrey ordnet den Bruder sich selbst unter. Jeffrey müsste eigentlich als Letzter in der Reihe stehen. Jeffrey ist nämlich der Jüngste.«
Auch das korrigiert Jeffrey stillschweigend.
Der Seminarleiter zu Jeffrey: »Nachdem sie nun alle korrekt

in einer Reihe stehen, kannst du mit dem Aufstellen beginnen. Es ist egal, mit wem du beginnst.«

Im ersten Bild steht der Bruder etwas im Abseits, während Jeffrey breitbeinig vor seinen Eltern steht. Herausfordernd streckt er sein Kinn hervor.

Der Seminarleiter zu Jeffreys Stellvertreter: »Sag ihnen allen: ›Ich bin hier der Boss, ihr habt alle gar nichts zu melden!‹«

Jeffrey macht es mit Hochgenuss. Er blüht förmlich auf in seiner »Django-Rolle«. Die Eltern und der Bruder reagieren dagegen betroffen.

Die Mutter sagt spontan: »Stimmt nicht! Papa und ich haben hier das Sagen, nicht du!«

Der Vater unterstützt die Mutter: »Stimmt! Du bist derjenige, der hier nichts zu melden hat!«

Jeffrey kann das nicht im mindesten beeindrucken. Breitbeinig grinst er die Eltern an, zieht spöttisch die Mundwinkel nach unten und schweigt. Seine Gedanken kann man jedoch lesen.

Der Seminarleiter zu dem »richtigen« Jeffrey auf dem Stuhl: »Haben deine Eltern deutlich gemacht, dass der Bruder das ältere Kind ist?«

Jeffrey: »Nein. Wir waren gleich groß und sind immer wie Zwillinge angezogen worden. Dabei bin ich immer automatisch in die führende Rolle gegangen.«

Der Seminarleiter zur Mutter in der Aufstellung: »Wie ist diese Information für dich?«

Die Mutter: »Ja, wir hätten es deutlicher machen sollen, wer hier das jüngere und wer das ältere Kind ist. Schade.«

Jeffrey wird an dieser Stelle gebeten, in die eigene Rolle zu kommen. Er soll seinen Eltern sagen, dass sie die Großen sind und er der Kleine ist. Jeffrey verhält sich nun genauso wie vorher sein Stellvertreter: Er zieht die Mundwinkel nach unten. Dann schüttelt er trotzig den Kopf und reckt das Kinn.

Der Seminarleiter wählt einen Mann aus der Gruppe und stellt ihn Jeffrey gegenüber. Nach nur drei Sekunden wird Jeffrey innerlich weich. Seine aufgesetzte »Django-Maske« fällt von ihm ab. Tränen rollen ihm herunter, während er vor dem fremden Mann auf die Knie geht.

Der Seminarleiter zur Gruppe: »Jetzt wird es ernst! Vor der Seele wird es immer ernst!«

Auf Geheiß des Leiters sagt Jeffrey seiner Seele (der zuletzt Dazugestellte): »Vor dir bin ich winzig, und in meiner Familie bin ich der Kleinste und Jüngste.«

Aller Spott und Trotz sind vollständig verflogen! Jetzt ist Jeffrey sogar in der Lage, sowohl den Eltern den vorher vorgeschlagenen Satz zu sagen als auch dem Bruder gegenüber einzugestehen: »Du bist der Ältere! Es tut mir sehr leid, dass ich deinen Platz eingenommen habe.« Jeffrey ist wieder den Tränen nahe.

Jeffrey hat sich in der Vergangenheit intensiv mit dem Familien-Stellen beschäftigt und auch viele Bücher darüber gelesen. Als er sich wieder gefasst hat, fragt er den Seminarleiter: »Gibt es für meine falsche Rolle in der Familie einen systemischen Grund?«

Der Seminarleiter deutet auf die Seele, die daraufhin unmerklich den Kopf schüttelt. Dann sagt sie: »Nein, nein, das kommt bei dir von ganz, ganz weit her. Das bringst du selbst mit – mit der Familie und dem Stammbaum hat das hier gar nichts zu tun.«

Jeffrey: »Das verstehe ich nicht!«

Der Seminarleiter: »Muss man alles verstehen? Es genügt für dich völlig, jetzt in der Lösung zu bleiben. Du wirst bei deinen nächsten Familienkontakten merken, dass die Karten zwischen euch ganz neu gemischt sind!«
Daraufhin wird die Aufstellung beendet.

Der Seminarleiter zur Gruppe: »Das ist nach so vielen Jahren Familien-Stellen für mich das erste Mal gewesen, dass ich keine systemischen Gründe für eine solche Rollenvertauschung sehen konnte. Zum Beispiel kann es passieren, dass ein Kind bei Krankheit der Eltern zu früh erwachsen wird und dann in eine Erwachsenenrolle kommt. Oder es kann sein, dass ein Konflikt zwischen Vater und Onkel in der nächsten oder auch in der übernächsten Generation erneut zwischen zwei Geschwistern gespiegelt wird. Es gibt noch viel mehr systemische Möglichkeiten ... Aber hier ist es anders. Wir brauchen das zum Glück nicht zu verstehen. Jedenfalls geht die Ursache von Jeffreys Problem über das Familien-Stellen hinaus.«
An dieser Stelle schweifen die Gedanken zwangsläufig zurück an den Anfang dieses Kapitels, als wir uns intensiv mit dem Reinkarnationsgedanken auseinandergesetzt haben. Bringt Jeffrey etwas mit aus einem früheren Leben, das in dieser Aufstellung aufschien? Ich bin nicht so vermessen zu glauben, dass ich diese Frage beantworten könnte. Doch ich bin überzeugt davon, dass Jeffreys Rollenproblem tatsächlich nicht aus der Linie seiner Eltern übernommen wurde, sondern dass die Seele dieses Problem von »ganz weit her« mitbringt – was auch immer dies bedeuten mag.

»Die Toten verfolgen mich!«: Rasmus

Schon als Kind konnte Rasmus immer wieder Tote in seinem unmittelbaren Umfeld spüren. Diese Wahrnehmungen sind bis heute mit Angst verbunden. Phasenweise hat er auch einmal »Ruhe«, doch am Tag vor dem Aufstellungsseminar war es wieder losgegangen.

Der Seminarleiter: »Deine Seele will dich unmissverständlich darauf hinweisen, dass du hier im Seminar das richtige Thema ansprichst! Deswegen ging es letzte Nacht wieder los ...«

Rasmus: »Dadurch, dass es seit gestern wieder da ist, kann ich jetzt gar kein anderes Aufstellungsthema mehr auswählen.«

Der Seminarleiter: »Ist etwas Besonderes in deiner Familie passiert?«

Rasmus: »Mein Urgroßvater mütterlicherseits ist mit vielen Verwandten auf einem Schiff gewesen. Es gab Sturm, und alle sind ertrunken. Ich weiß gar nicht, wie viele Verwandte auf dem Schiff waren, aber es waren sehr viele.«

Der Seminarleiter: »Während du das jetzt gesagt hast, stellen sich mir alle Haare am Körper auf! Mit diesem Familienschicksal ist extrem viel Energie verbunden!«

Rasmus stellt sich, den Vater und die Mutter auf. Die Mutter dreht sich schnell weg vom Ehemann und dem Kind. Sie will mit niemandem etwas zu tun haben. Ihr Blick richtet sich auf den Boden. Ihre Augen bleiben jedoch nicht auf einen Punkt gerichtet, sondern sie blickt suchend umher.

Der Seminarleiter zur Mutter: »Wo schaust du hin? Du scheinst abwechselnd auf verschiedene Punkte am Boden zu gucken.«

Die Mutter: »Ja! Ich schaue hier abwechselnd auf vier Stellen am Boden. Andere Dinge interessieren mich gar nicht!«
Der Seminarleiter wählt zwei Männer und zwei Frauen und bittet sie, sich auf den Boden zu legen. Als sie nebeneinanderliegen, geht ein Ruck durch Rasmus. Er legt sich neben die Toten.
Der Seminarleiter: »Der, neben den du dich jetzt gelegt hast, den habe ich als Urgroßvater bestimmt. Die anderen drei sind weitere Ertrunkene.«
Rasmus blickt dem Urgroßvater in die Augen und strahlt.
Der Seminarleiter sieht zu Rasmus, der noch in der Gruppe sitzt: »Du hattest schon als Kind solche Sehnsucht nach den ertrunkenen Verwandten, dass du sie sehen konntest. – Willst du in deine Rolle kommen?«
Rasmus nickt und nimmt seinen Platz im Liegen ein. Er strahlt den Urgroßvater genauso an wie vorher sein Stellvertreter.
Der Seminarleiter zu Rasmus' Vater: »Wie ist es für dich, dass dein Sohn bei den Toten liegt?«
Der Vater: »Ich kann nichts wahrnehmen. Mich zieht etwas in eine ganz andere Richtung. Ich würde Rasmus gern helfen, aber ich fühle mich so schwach. Ich will flüchten.«
Der Seminarleiter zu Rasmus: »Dein Vater ist vermutlich auch familiär schwer belastet! – Hast du noch Geschwister?«
Rasmus schüttelt den Kopf.
Der Seminarleiter wählt einen Mann aus der Gruppe und stellt ihn drei Meter vor die am Boden Liegenden.
Der Seminarleiter zum Fremden: »Überlass dich deinen Impulsen!«
Der Fremde blickt auf die Toten: »Ich fühle mich vor allem

mit Rasmus verbunden. Ich würde ihm gern aufhelfen. Er soll da nicht weiter liegen bleiben!«

In der nächsten Phase der Aufstellung wendet sich Rasmus jedem Verwandten einzeln zu. Es zeigt sich, wie tief seine Liebe zu jedem von ihnen ist. Nachdem sie ihm versichert haben, dass sie ihn hier nicht bei den Toten brauchen, sondern er sie im Herzen mit ins Leben nehmen soll, kann Rasmus von selbst aufstehen und zu dem fremden Mann gehen. Parallel dazu legt sich die Mutter zu den Toten und sagt ihrem Sohn: »Alles ist gut so. Geh zu ihm!«

Der Seminarleiter zu Rasmus: »Er hier [er deutet auf den Fremden] ist deine Seele!«

Rasmus und seine Seele halten sich an der Hand.

Der Seminarleiter (schaut in Richtung Vater, der sich immer noch von allem abwendet): »Dass die Mutter sich über diese Entwicklung hier freut, sieht man an ihrem Lächeln. – Und beim Vater?«

Der Vater: »Ich bin wie in Trance. Ich wünsche mir sehr, dass es mein Sohn ohne mich schafft. Ich bin genug mit mir selbst beschäftigt.«

Auf Bitte des Seminarleiters sagt Rasmus seinem Vater: »Ich schaffe es allein!«

Die Seele meldet sich zu Wort: »Wenn er auf mich schaut, schafft er es! Er wird dann auch nie mehr tote Verwandte wahrnehmen!«

Sowohl privat als auch in meiner Praxis habe ich schon mehrfach Personen kennengelernt, die teilweise schon als kleines Kind die Aura von Menschen wahrnehmen konnten oder die regelmäßig Tote sahen. Bis auf extrem seltene Ausnahmen hatte ich immer denselben Eindruck: Die gleichzeitige Existenz dieser Personen in zwei Welten geht auf Kosten des irdischen Lebens! In der Regel geht beim Blick in die »jenseitigen Sphären« die Erdung verloren, die Bodenhaftung. Das Lebensgefühl solcher Menschen ist oft, als wären sie in Watte gepackt, sähen alles durch einen Filter oder als nähmen sie Psychopharmaka. In der Regel sind sie psychisch gefährdet.

Um sich wieder im Leben zu verankern, bewährt es sich, viel Sport zu treiben, anstrengende Gartenarbeit zu verrichten, die Wohnung sauber zu machen und Ähnliches mehr. Alle diese Maßnahmen bringen einen in die Wirklichkeit zurück! Wir leben auf Mutter Erde, um mit diesem Körper bestimmte Erfahrungen zu machen. Aufstellungen zeigen, dass unsere Seele das Erdenleben mit all seinen schmerzhaften Erfahrungen sehr wichtig nimmt. Wenn wir durch ausgedehnte Phantasiereisen, Drogen, Alkohol oder lange Meditationen in eine »bessere Welt« flüchten, lohnt sich die Frage, ob wir dabei die Zustimmung unserer Seele haben.

Manch einen wird wundern, dass in meiner Aufzählung auch die Meditation vorkommt. In unserer Kultur ist der Weg zur Seele und der Weg zu Gott traditionellerweise der des Betens, nicht der der Meditation. Unsere Bemühungen sind in besonderer Weise gesegnet, wenn wir die Instrumente unserer eigenen Kultur benutzen und nicht die des Ostens. Damit soll nicht gesagt sein, dass die Meditation in jedem Fall etwas Schädliches darstellt. Doch es macht mich sehr nachdenklich, was ich in meiner therapeutischen Tätigkeit immer wieder beobachten musste: Gerade solche Menschen, die an einer Psychose litten, eine Borderlinestörung hatten oder schwer depressiv waren, sind nicht selten intensiv Meditierende gewesen! Und allein einige Hinweise zum täglichen »Erden« und der sofortige Stopp jeglichen Meditierens hat schon vielen meiner Klienten in kurzer Zeit intensive Besserung gebracht – obwohl die Therapie noch gar nicht richtig begonnen hatte.

Um keine Missverständnisse aufkommen zu lassen: Sehr selten gibt es Menschen, die von ihrer Seele zu etwas Besonderem berufen sind. Ein wirklich Berufener hat selbstverständlich kein Problem, seine Wahrnehmungen auf den feinstofflichen Ebenen und die des alltäglichen Lebens in eine gesunde Balance zu bringen. Er wird auch weder psychisch krank werden noch selbstmordgefährdet sein, wie ich es sonst schon so oft in solchen Fällen beobachtet habe. Von vielleicht tausend Menschen, die feinstoffliche Wahrnehmungen haben, ist – meiner persönlichen Einschätzung nach – gerade mal einer dabei, dessen Lebensaufgabe dieses Gebiet tatsächlich darstellt. Für alle anderen kann es schnell psychisch und existenziell gefährlich werden.

Ich erinnere mich noch gut an eine Mutter, die mächtig stolz darauf war, dass ihre Tochter – angsterfüllt! – regelmäßig nachts die Toten aus der eigenen Familie vom Bett aus beobachtete, insbesondere kürzlich Verstorbene. Bezeichnenderweise hatte die Tochter Angst, sie müsse bald sterben. Es gehört zu unserer gesunden Entwicklung, dass das »Fenster zur Jenseitswelt« *geschlossen* bleibt! Die Deutung von Esoterikern, ein solches Kind sei »weit entwickelt«, stellt eine gefährliche Verharmlosung dar. Der Blick in die Jenseitswelt kommt noch früh genug nach unserem Tod – wenn er uns denn vergönnt ist –, vor dem Tod gefährdet er uns in der Regel.

Wer aus Neugier und »geistigem Egoismus« mit brachialen Mitteln (magischen Übungen, übertriebenem Meditieren und Ähnlichem) den »Schleier« lüftet, landet nicht selten in der Psychiatrie! Gerade in Esoterikerkreisen ist »geistiger Egoismus« ein Grundübel. Viele wollen mit extremem Willen zur »Erleuchtung« gelangen. Eine Schwester eines Klienten war eine solche egoistisch zur Erleuchtung Strebende. Sie meditierte jeden Tag zwei Stunden. Ein Mitglied ihrer Wohngemeinschaft fand sie eines Tages tot in ihrem Zimmer auf. Die Autopsie ergab einen seltsamen Befund: Weder konnte ein Herzinfarkt noch irgendeine andere medizinische Ursache dieses Todes eines 25 Jahre alten Menschen gefunden werden.
Je länger jemand meditiert, desto schneller kann er in schlimme selbsthypnotische Zustände kommen, die unberechenbare Folgen haben können. Ein solcher fanatischer Eifer ist der Seele fremd. Geistiges Wachstum vollzieht sich organisch, Schritt für Schritt. Die innere Haltung dabei ist Demut und Dienen-Wollen. »Ach, ist das langweilig«, mag da mancher denken, der möglichst schnell »heilig« werden will. So ernüchternd es sein mag: Der Weg der Seele ist stets völlig »unspektakulär«, so wie auch im Beispiel von Felicitas.

Die mangelnde Erdung: Felicitas

Felicitas macht von Anfang an einen verwirrten Eindruck. Bei der Vorstellungsrunde zu Seminarbeginn sagte sie: »Ja, warum bin ich eigentlich hier …? Ich weiß es auch nicht so recht. Mal sehen, irgendetwas wird mich schon hergeführt haben.«

Der Seminarleiter: »Was hat dich denn bewogen, dich anzumelden? Ein berufliches Problem, ein Beziehungsproblem oder etwas anderes?«
Felicitas: »Nein, nein, nichts von alledem. Ich fühle mich einfach so komisch ...«
Der Seminarleiter: »Du redest ganz leise. Man versteht dich kaum. Außerdem klingt deine Stimme unterdrückt, ganz piepsig. Redest du immer so?«
Felicitas: »Ja, ja, so wie jetzt rede ich immer.«
Erst gegen Ende des Seminars am nächsten Tag sitzt Felicitas neben dem Seminarleiter, weil sie jetzt »dran« ist. Immer noch druckst sie herum und kann nicht benennen, was sie eigentlich für ein Anliegen hat.
Der Seminarleiter: »Niemand wird hier gezwungen aufzustellen. Wenn du kein Thema hast, kannst du dich auch wieder auf deinen Platz setzen!«
Nach einiger Zeit der Überlegung sagt Felicitas: »Meine Mutter will vermutlich nicht, dass ich beruflich in die Richtung Yogalehrerin gehe. Ich meditiere viel, und das Spirituelle ist mir ganz wichtig.«
Der Seminarleiter schaut Felicitas direkt ins Gesicht: »Wenn du einverstanden bist, würde ich gern deine Seele und dich aufstellen. Dann sehen wir weiter.«
Felicitas nickt. Sie findet, das sei eine gute Idee, und wählt zwei Frauen aus: eine für sich und eine für die Seele. Nachdem sie aufgestellt sind, scheint Felicitas schwindlig zu werden.
Die Seele blickt etwas ungehalten auf sie und sagt dann: »Sie hebt dauernd ab! Sie ist gar nicht richtig hier! Sie muss sofort aufhören zu meditieren, sonst wird es böse für sie ausgehen!«

Der Seminarleiter zu Felicitas, die neben ihm sitzt: »Ich hatte eben ganz ähnliche Gedanken wie deine Seele, deswegen hatte ich auch vorgeschlagen, dass wir sie aufstellen. Von Anfang an war klar, dass du überhaupt nicht im Hier und Jetzt bist. Du fliegst irgendwo im Kosmos herum, aber du bist nicht auf Mutter Erde. Du solltest den Garten umgraben, joggen, schwimmen gehen, deine Wohnung putzen und so weiter, und du solltest bald aufhören zu meditieren.«

Die Seele nickt begeistert, während Felicitas eine Schnute zieht: »Das finde ich jetzt etwas enttäuschend«, sagt sie.

Der Seminarleiter: »Die meisten Menschen sind enttäuscht von dem, was die Seele empfindet; denn sie sind nicht im Einklang mit ihr.«

Felicitas: »Und jetzt?«

Der Seminarleiter: »Mein Vorschlag: Statt zu meditieren, atmest du jeden Tag zehn Minuten Lebenskraft und die Kraft deiner Seele ein. Außerdem machst du regelmäßig Sport und sorgst dafür, dass du dich körperlich auspowerst. Nur so kannst du wieder geerdet werden.«

Felicitas: »Und was ist mit meiner Mutter und meinen beruflichen Entscheidungen?«

Der Seminarleiter wählt eine weitere Frau aus der Gruppe und stellt sie als Mutter hinzu. Er sagt zu Felicitas' Stellvertreterin: »Schau der Mutter in die Augen und sag ihr: ›Ich entscheide mich beruflich, wie es für mich stimmt, und nicht, wie es für dich stimmt!‹«

Die Mutter grinst und nickt: »Damit habe ich gar kein Problem. Ja, das soll sie so machen.«

Der Seminarleiter blickt zur »richtigen« Felicitas: »Gut so? – Möchtest du in deine Aufstellung kommen?«

Felicitas (schüttelt den Kopf): »Nein! Ich habe die Worte meiner Stellvertreterin still mitgesprochen. Es fühlt sich gut so an!«

Meiner Beobachtung nach wollen viele Menschen, die sich auf die spirituelle Suche begeben, ihren »Bauch« und ihre Verwurzelung mit der Erde aufgeben. Zum Menschsein gehört aber beides dazu! Spiritualität ohne Erdung kann nur scheitern. Oft auch ist die Suche nach dem Spirituellen nur eine Flucht davor, sich endlich dem realen Leben zu stellen!

VERSCHIEDENES

Die zwei Aufstellungen dieses Kapitels lassen tiefe Einblicke in das Zusammenspiel von Mensch, Familie und Seele zu, doch sie konnten keinem der vorangegangenen Kapitel schlüssig zugeordnet werden. Somit kann sich der Leser vom nun Folgenden überraschen lassen. Im ersten Beispiel geht's um das Thema »Heimatland und Seele«. In der zweiten Geschichte müssen wir staunend zur Kenntnis nehmen, welch starke seelische Kräfte mit Schmuck verbunden sein können.

Zwei Länder und ein Vorschlag der Seele: Miriam

Miriam spricht mit englischem Akzent. Die meiste Zeit ihres Lebens hat sie in Kanada gelebt und gearbeitet. Ursprünglich kommt sie aus Österreich. In den letzten Jahren wurde sie des Öfteren durch das Familienschicksal zurück in ihre Heimat gerufen. Vor einigen Jahren ist der Vater gestorben, den sie noch pflegte und von dem sie Abschied nehmen konnte. Vor einem halben Jahr starb auch ihr Bruder, was sie wiederum nach Österreich zurückzog. Miriam ist sich momentan unsicher, wo sie leben soll. Von ihrem früheren kanadischen Partner hat sie sich mittlerweile getrennt.

Der Seminarleiter schlägt vor, Stellvertreter für Kanada, Österreich, Vater, Mutter und sie selbst zu wählen: »Das Geschlecht für die Länder kannst du so wählen, wie es für dich stimmt.«
Miriam wählt jeweils einen Mann für jedes Land. Im ersten Bild steht Miriam eng neben Kanada, der Vater neben Österreich. Die Mutter allerdings hat sich schrittweise von allen entfernt. Sie signalisiert, dass sie mit dem Thema nichts zu tun hat. Man sieht ihr allerdings an, dass es ihr nicht besonders gutgeht. Auf Befragen sagt sie: »Irgendetwas stimmt mit mir nicht, aber es hat nichts mit den anderen hier in der Familie zu tun.«
Der Seminarleiter zu Miriam: »Mit deiner Mutter ist etwas nicht in Ordnung. Falls es wichtig für dich werden sollte, ist das vielleicht ein Thema für eine spätere Aufstellung. Jetzt jedenfalls schauen wir einfach auf die Frage, die dich hierhergeführt hat.«
Miriam nickt zustimmend. Ihre Stellvertreterin blickt auf Österreich und wird plötzlich unruhig.
Der Seminarleiter zu Miriam: »Was ist passiert in der Familie deines Vaters?«
Miriam erzählt nun, dass ein Onkel des Vaters ein uneheliches Kind hatte. Daraufhin wurde er tabuisiert und von allen Familienmitgliedern ausgeschlossen. Da er die Ausgrenzung nicht aushielt, brach er die Zelte in Österreich ab und zog nach Kanada. Ein Raunen geht durch die Gruppe.
Der Seminarleiter: »Jetzt verstehe ich, warum du schon so lange in Kanada lebst – du sühnst für das Unrecht, das deinem Großonkel angetan wurde. So bist du auch ausgewandert.«

Miriam bekommt feuchte Augen.
Nun wählt der Seminarleiter einen Mann aus der Gruppe aus und stellt ihn als Miriams Großonkel hinzu. Miriam kommt jetzt in ihre eigene Rolle, während sich die Stellvertreterin wieder hinsetzt.
Dem Großonkel rinnen Tränen herunter: »Ich fühle mich völlig ausgestoßen.«
Der Seminarleiter zu Miriam: »Berühr ihn an den Händen und sag ihm: ›Ich hab mit dir mitgefühlt. Dadurch, dass ich auch nach Kanada ausgewandert bin, habe ich versucht, deine Ehre wiederherzustellen.‹«
Der Großonkel ist bewegt und lächelt: »Das ist gar nicht nötig! Du kannst leben, wo immer du willst!« Nach einer Pause fügt er hinzu: »Ich bin froh, dass mich jetzt endlich mal jemand aus der Familie sieht.«
Miriam wendet sich nun ihrem Vater und Österreich zu. Als sie Österreich näher betrachtet, macht sie einen Ruck nach hinten. Sie blickt zu Kanada hin: »Da ist meine Heimat, ich bleibe in Kanada.«
Der Seminarleiter: »Wie dein Onkel schon sagte, bist du frei, dort zu leben, wo du leben willst. Doch damit wir keinen Fehler machen, möchte ich noch etwas überprüfen. – Setz du dich bitte wieder hin!«
Miriam setzt sich, und erneut kommt ihre Stellvertreterin ins systemische Feld. Außerdem wählt der Seminarleiter noch eine andere Frau aus der Gruppe aus und stellt sie hinzu; diese wird hinter Miriam gestellt.
Auch Miriams Stellvertreterin schaut lächelnd zu Kanada hin und will von Österreich nichts wissen. Die Frau hinter Miriam bemerkt das und schüttelt den Kopf. Der Seminarleiter hat das gesehen und tauscht die Position der beiden:

Die Frau steht nun vor Miriam, Miriam steht hinter der Frau. Die fremde Frau strahlt Österreich an!
Die fremde Frau: »Ich weiß, dass Miriam von Österreich nichts wissen will, aber ich würde sie gern dorthin bringen.«
Der Vater lächelt. Offensichtlich gefällt ihm, was die fremde Frau sagt.
Der Seminarleiter zur »richtigen« Miriam: »Zum Glück gibt es Flugzeuge. Weißt du übrigens, wer die fremde Frau ist, die eine andere Meinung über die Länder hat als du?«
Miriam schüttelt den Kopf.
Der Seminarleiter: »Das ist deine Seele! Mit deinem Großonkel im Herzen musst du nicht länger im Exil bleiben.«
Miriam lächelt. Daraufhin lächelt auch Miriams Stellvertreterin und blickt gemeinsam mit der Seele auf Österreich. Den Vater freut das sehr.
Der Seminarleiter: »Jetzt überprüfen wir es noch mal!« Er bittet Kanada, näher zu kommen. Am Ende stehen Miriam und die Seele gleich weit von Österreich und Kanada entfernt.
Die Seele schaut zu Österreich und grinst: »Für mich ist das keine Frage, aber vielleicht braucht Miriam noch etwas Zeit, sich an meinen Vorschlag zu gewöhnen.«
Miriam auf dem Stuhl lächelt.
Der Seminarleiter zu Miriam: »Zeit solltest du dir sowieso nehmen! Unmittelbar nach einem Seminar ist es nicht gut, wichtige Lebensentscheidungen zu treffen. Lass das alles erst mal wirken. Darf ich es da lassen?«
Miriam: »Ja, es ist gut jetzt.«
Im Lauf des Kurses erfahren die Gruppe und der Seminarleiter beim gemeinsamen Mittagessen noch, dass Miriam

sich kürzlich in Österreich verliebt hat! Vielleicht ist das ja auch ein triftiger Grund, jetzt in der Heimat zu bleiben!

Der Gang ins Ausland ist nicht selten eine unbewusste Nachahmung des Schicksals eines Ahnen! Häufig schon habe ich dies in Aufstellungen beobachten können. Dennoch kann man nicht einfach verallgemeinern und behaupten, die Seele wolle immer, dass wir da leben, wo wir geboren wurden und unsere Heimat war. Wo beispielsweise ist die Heimat eines indischen Kindes, das als Baby zu deutschen Adoptiveltern kam und in Deutschland aufwuchs? Die Seele fühlt sich zunächst einmal in beiden Ländern zu Hause!
Doch es gibt Fälle, die nicht einfach zu verstehen sind. Manchmal schickt uns die Seele in ein Land, das in keiner Weise mit unserem Stammbaum verbunden ist und in dem dennoch ein »Auftrag« auf uns wartet.

Der Ehering des Großvaters: Sofie

Materielle Gegenstände strahlen immer die Energie ihrer Umgebung aus. Bestimmte Emotionen, die zusammen mit dem Objekt erlebt worden sind, werden durch ihn gespeichert. Dies gilt für alle Arten von Gegenständen. Dennoch wird diese energetische Verbindung umso stärker, je persönlicher das Teil ist. Schmuckstücke, insbesondere Eheringe, sind selbstverständlich besonders intensiv mit ihrem Besitzer und seinen Erlebnissen verbunden. In ihrer runden Form ohne Anfang und Ende symbolisieren Ringe das Unendliche, das Heilige und auch die Seele. All das sollte man bei diesem Aufstellungsbeispiel im Hinterkopf haben.

Sofie leidet schon lange unter Höhenangst. In einer Gruppe wählt sie für die Aufstellung eine Frau für sich und einen Mann für das Symptom aus. Nachdem die Höhenangst immer unruhiger wird, wählt der Seminarleiter eine Frau und einen Mann aus, die in die Aufstellung als Vater und Mutter hineinkommen. Die Mutter begibt sich schon bald neben das Symptom. Sofie erzählt, dass der Vater der Mutter als Offizier im Zweiten Weltkrieg in Russland gekämpft hat und dort auch erschossen wurde.

Nun wird auch noch der Großvater hinzugestellt. Traurig suchen seine Augen den Boden ab. Der Seminarleiter wählt einen Mann und zwei Frauen für Kriegsopfer aus und bittet sie, sich nebeneinander auf den Boden zu legen. Der Großvater kniet sich stumm neben sie. Auch der Stellvertreter für das Symptom kniet sich an die Köpfe der Toten. Er sagt: »Ich gehöre zu ihnen!«

Sofie und ihre Mutter werden gebeten, sich ihren Impulsen zu überlassen. Auch sie knien sich neben die Toten. Sofie fängt an zu weinen.

Der Seminarleiter fragt nun Sofie, ob sie ihre Rolle in der Aufstellung einnehmen möchte. Sie bejaht es und nimmt ihren Platz ein. Auf Vorschlag des Leiters legen sie und die Mutter eine Hand auf ihr Herz und sagen den Toten, dass ihr Opfer nicht vergessen ist. Zwei der drei Toten beginnen zu lächeln. Auch Sofie lächelt. Parallel dazu zieht sich das Symptom zurück: »Sie braucht mich jetzt nicht mehr«, meldet sich dessen Stellvertreter zu Wort.

Anschließend sagt Sofie ihrem Großvater: »In Liebe lasse ich das Schwere bei dir!« Dieser nickt.

Plötzlich fasst sich Sofie erschreckt ins Gesicht und blickt auf ihre linke Hand: »Ich trage immer noch Opas Ehering. Mama hat ihn mir mal vor langer Zeit gegeben!«
Der Seminarleiter: »Den musst du jetzt für immer ablegen! In ihm ist die Kraft, aber auch das Schwere deines Großvaters.«
Der Großvater (sichtlich erregt): »Am besten, sie wirft ihn in einen See. Oder sie vergräbt ihn tief in der Erde. Nur wenn dieser Ring endgültig wegkommt, kann ich mit meinen Opfern dauerhaft in Frieden kommen! – Es genügt mir völlig, wenn sie mich als Großvater achtet.«
Sofie schüttelt sprachlos den Kopf und zieht den Ring des Großvaters von ihrer Hand.
Der Seminarleiter: »Du legst ihn jetzt in die Hand deines Großvaters!«
Nachdem Sofie es getan hat, wird die Aufstellung beendet. Sofie erhält den Ehering zurück, um ihn nach dem Seminar der Natur zu übergeben.

In meinen Unterlagen finden sich mehrere (!) ähnliche Fälle: Aufstellungen, in denen am Ende ein Klient auf seinen Schmuck an den Händen hinweist, der genau von jener Person stammt, deren fremdes, schweres Schicksal der Betreffende bislang getragen hat. Ich kann nur dringend davon abraten, ohne gründliche innere Prüfung Schmuck fremder Personen anzulegen. Nicht zufällig symbolisieren Diamanten, Gold und andere beim Schmuck verwendete Materialien in vielen Kulturen die Seele. Umso bewusster sollten wir mit Schmuck umgehen.
Allerdings gibt es auch Fälle, in denen das Tragen von Schmuck Verstorbener einem Menschen eine gute Kraft

geben kann: Wenn beispielsweise eine junge Frau den Lieblingsring ihrer sehr früh verstorbenen Mutter trägt, kann es ihr helfen, die Liebe der Mutter immer noch im Herzen zu spüren.

WIE KANN ICH DIE HALTUNG MEINER SEELE WAHRNEHMEN? – PRAKTISCHE ÜBUNGEN

Ein kluger Kopf hat einmal gesagt: »Frag dich nicht, was du vom Leben erwarten kannst, frag dich stattdessen lieber, was das Leben von dir erwartet.« Diesem Ausspruch liegt eine Haltung zugrunde, die ganz auf die Seele schaut. Wie in diesem Buch verschiedentlich dargestellt wurde, hat die Seele ein großes Interesse daran, dem Leben etwas zurückzugeben für die großartige Chance, in einem menschlichen Körper Erfahrungen machen zu dürfen. Wer sich den hier zitierten Leitsatz zu eigen macht, kommt automatisch in eine dienende Haltung; diese dienende Haltung ist die Haltung der Seele.

Das Gegenteil der dienenden Haltung ist jene, die voller Erwartungen und Ansprüche ist. Das Lebensgefühl verändert sich grundlegend, wenn ich meine Erwartungen und Ansprüche in Bezug auf Partnerschaft, Beruf und so weiter zurückschraube und stattdessen der Führung meiner Seele vertraue.

Fast zwanzig Jahre Familien-Stellen haben mich gelehrt: Kein wirklich wichtiger Schicksalsschlag, kein wichtiges Ereignis auf unserem Lebensweg passiert einfach nur »zufällig«. In allem, was geschieht, liegt Sinn. Oft verstehen

wir diesen Sinn kaum, oder wir erkennen ihn erst später im Rückblick, doch zuweilen begreifen wir ihn auch nie.
Wenn wir grundsätzlich dem innerlich zustimmen, was gerade geschieht, statt uns dagegen aufzulehnen, kommen wir in Gleichklang mit unserer Seele. Wer in diese Bewegung gerät, für den wird das Leben einfacher zu bewältigen. Vieles fließt dann von selbst, und auch der Erfolg – auf welchem Gebiet auch immer – stellt sich dann unvermutet viel eher ein, als wenn wir verbissen darum kämpfen.
Was aber tun, wenn man in einer Lebenskrise eine wichtige Entscheidung treffen muss? Oft sind wir so aufgeregt und verunsichert, dass wir es nicht schaffen, der Führung der Seele zu vertrauen. Dem Leser möchte ich raten, was ich auch manchem Klienten in den Fallgeschichten dieses Buches empfohlen habe: sich täglich bewusst an die Seele zu wenden. Beispielsweise kann man vor dem Schlafengehen einen schönen Gegenstand, vielleicht einen Edelstein, etwas Gebasteltes oder was auch immer einen an die Seele erinnern mag, in die eigenen Hausschuhe legen. Morgens beim Aufstehen nimmt man diesen Gegenstand in die Hand und sagt sich innerlich: »Liebe Seele, bitte führ mich durch diesen Tag. Hilf mir, das Richtige zu tun.«

Vielen Klienten gebe ich auch den Tipp mit der schon früher beschriebenen Spiegelübung. Da sich die Seele über die Sprache des Körpers ausdrücken kann, hat diese Übung schon vielen Ratsuchenden geholfen, in tieferen Kontakt mit sich selbst zu kommen.
Clemens stand in meiner Praxis vor dem Spiegel, nachdem er nicht fähig war, auf Holzfiguren wahrzunehmen, wo es mit seiner Ehe hinging. Clemens konnte und wollte nicht

spüren, was nun auf seinem Lebensweg bevorstand. Er hatte eine tiefe Angst in sich, was angesichts der Tragweite seiner bevorstehenden Entscheidung nachvollziehbar war. Sollte er noch Geduld aufbringen, oder war die Ehe auf der Seelenebene schon vorbei? Niemals soll man eine Ehe verlassen, ohne zuvor die Zustimmung seiner Seele eingeholt zu haben.

Der Therapeut: »Du sagst jetzt mit normaler Stimme zwei Sätze und blickst dir dabei aufmerksam in die Augen. Der eine Satz lautet: ›Meine Ehe hat noch eine Chance.‹ Der andere Satz lautet: ›Meine Ehe ist vorbei.‹ Es ist egal, mit welchem Satz du anfängst. Wichtig ist aber, dass du zwischen den Sätzen eine Pause machst, um wieder ausgeglichen zu werden. Und bei jedem Satz spürst du genau in deinen Körper hinein, was passiert.«

Clemens begann mit dem Satz »Meine Ehe hat noch eine Chance«. Deutlich konnte man wahrnehmen, dass er das Wort »meine« mit einem kleinen Stottern aussprach. Außerdem krampften sich bei Clemens unwillkürlich die Augenbrauen zusammen, und die Stimme klang sehr dünn. Beim zweiten Satz war die Körpersprache ganz anders. Er stotterte nicht, und seine Stimme war kräftig. Nach dem Satzende entfuhr ihm ein tiefer Seufzer. Dann bedeckte er sein Gesicht mit den Händen: »Mein Gott, es ist ja wirklich vorbei«, murmelte er und atmete dabei kräftig ein und aus. Der Therapeut brauchte nichts mehr zu sagen, denn Clemens hatte die Antwort auf seine Frage von seinem Körper erhalten.

Wenn in einer Ehe immer nur einer an seiner seelischen Entwicklung arbeitet und der andere dauerhaft »stehen bleibt«, belastet das die Beziehung schwer. Da Partnerschaften eine großartige Chance zu seelischem Wachstum bieten, kann irgendwann der Punkt erreicht werden, an dem es besser ist, das Wachstum mit einem neuen Partner fortzusetzen. Clemens' Seele jedenfalls wollte ihn aus der Ehe herausführen, denn seine Frau war dauerhaft nicht bereit, sich ihre Schatten anzuschauen. Lieber flüchtete sie sich in eine psychische Erkrankung. Das Drama der beiden währte schon zwölf Jahre, und Clemens bekam seit einiger Zeit psychosomatische Warnhinweise, dass er nun endlich einmal auch auf sich schauen müsse.

Es ist alles andere als ungefährlich, sich auf die hier beschriebene Spiegelübung in jeder Hinsicht zu verlassen. Zwar ist es nur ein kleiner Teil der Menschen, der die Fähigkeit besitzt, sich selbst zu manipulieren, dennoch sollte man sich dieser Gefahr stets bewusst sein. Unbewusst manipuliert mancher am Spiegel seine Körpersprache und trickst so sich selbst aus!

Am besten gelingt diese Übung, wenn sie vor einem »Zeugen« ausgeführt wird, dem man vertraut: ein guter Freund, eventuell ein Bruder oder eine Schwester, zu denen man ein gutes Verhältnis hat. Je nach Fragestellung und Umständen kann es natürlich auch der Partner sein. Doch selbst in Anwesenheit des Zeugen gelingt es manchem, sich und den anderen zu manipulieren. In der Regel ist der Zeuge ja kein Therapeut und hat keine Schulung im Umgang mit solchen Dingen. Auch einem unerfahrenen Therapeuten jedoch kann man zuweilen erfolgreich etwas »vorspielen«, ohne es selbst zu merken. Deswegen muss jeder das hiermit verbundene Risiko selbst einschätzen.

Trotz aller Gefahren hat sich die Spiegelübung als sehr wertvolles Instrument erwiesen. Viele Klienten haben mir positive Rückmeldungen gegeben, wie schnell diese Übung erfolgreiche Wege aufgezeigt hat.

Gisela machte am Spiegel eine ganz andere Erfahrung als Clemens. Auch sie stand vor der Frage, ob sie ihre Ehe beenden sollte. Sie begann mit dem Satz »Ich verlasse jetzt meinen Mann«. Nach dem Wort »jetzt« brach sie plötzlich in lautes Gelächter aus. Sie konnte den Satz nicht zu Ende sprechen.
Der Therapeut: »Das ist eindeutig! Ihre Seele findet zum Lachen, was Sie vorhaben. Ihre Ehe ist noch nicht vorbei! Eine Ehe beendet man nur, wenn man die Zustimmung seiner Seele erlangt hat.«
Gisela lässt sich nicht beirren. Sie fragt, ob sie einen zweiten Anlauf machen kann.
Der Therapeut: »Na klar!«
Gisela sagt den Satz noch einmal, dieses Mal, ohne in Lachen auszubrechen.
Der Therapeut: »Auch das war ganz eindeutig! Haben Sie es gemerkt, was passiert ist?«
Gisela schüttelt den Kopf.
Der Therapeut: »Den zweiten Satz brauchen Sie schon gar nicht mehr zu sagen. Zu eindeutig war der erste.«
Der Therapeut erklärt ihr, was er wahrgenommen hat. Die Stimme war während des Satzes immer dünner geworden. Außerdem senkte sich der Kopf, so dass sich Gisela während des Sprechens nicht mehr in die Augen schaute. Angesichts des Satzinhalts kann sich Gisela nicht in ihre eigenen Augen blicken. Im wahrsten Sinne des Wortes spiegelt ihr dieser Umstand etwas wider!
Da Gisela einen dritten Anlauf machen möchte, stimmt der

Therapeut zu. Sie soll dabei aber unbedingt den Blick in die eigenen Augen beibehalten. Diesmal bricht sie in Tränen aus und kann den Satz erneut nicht zu Ende bringen. Sie merkt deutlich, dass sie ihr Vorhaben vor sich selbst nicht vertreten kann. Sie liebt ihren Mann noch! Und erst jetzt, im dritten Versuch, bricht sich diese Liebe ihre Bahn. Erst jetzt kann sie selbst zulassen, dass es ein schwerer Fehler gewesen wäre, die Ehe zu diesem Zeitpunkt aufzugeben. Kurz darauf stammelt sie: »Mein Gott, ohne diese Übung hätte ich jetzt tatsächlich meinen Mann verlassen!«
Dieses Beispiel zeigt sehr deutlich: Wir sind so in uns gefangen, dass wir oft nicht die Sprache unseres Körpers verstehen können. Gerade deswegen brauchen die meisten von uns für eine solche Übung einen neutralen »Zeugen«.

Eine andere Übung zur Entscheidungsfindung spricht mehr eine analytische Seite in uns an, doch auch sie funktioniert letztlich über unseren Körper. Und auch hier ist es lohnend, einen Zeugen einzubeziehen. Man nehme zwei große Blätter und lege sie vor sich hin. Auf das eine Blatt schreibt man »Alternative 1« als Überschrift. Clemens hätte beispielsweise schreiben können: »In meiner Ehe bleiben.« Auf das zweite Blatt schreibt man die andere Möglichkeit einer Entscheidung, zum Beispiel: »Die Ehe verlassen.«
Als Nächstes schreibt man auf jede Seite getrennt, was jeweils für diese Entscheidung spricht. Man schreibt somit zwei Texte beziehungsweise Stichwörter: einen Text für die eine Entscheidung und einen anderen Text für die andere. Anschließend liest man dem Zeugen beide Texte laut vor und achtet auf eigene körperliche Reaktionen. Nun nimmt

man wieder den Stift zur Hand und schreibt auf jedes Blatt getrennt, wie man sich in ungefähr vier Wochen, in vier Monaten und in anderthalb Jahren mit der betreffenden Entscheidung fühlen wird. Auch dies alles liest man dem Zeugen vor. Anschließend befragt man den Zeugen darüber, was ihm aufgefallen ist, und tauscht sich aus.

Die Gefahr, sich selbst zu manipulieren, ist allerdings auch mit dieser Übung nicht ganz ausgeschaltet! Dennoch hat sie sich bewährt, um innerlich Kontakt mit den Folgen schwerer Entscheidungen für unser Leben aufzunehmen.

Der Fahrplan dieser Übung ist hier nur grob skizziert. Je nach individueller Fragestellung kann man noch konkreter abfragen: »Wie werde ich mich in vier Wochen, vier Monaten und anderthalb Jahren in Hinblick auf meine Gesundheit (meine Paarbeziehung, meine Kinder, meinen Beruf und so weiter) fühlen?«

Ist die Entscheidung schließlich getroffen, gibt es einen guten Anhaltspunkt dafür, ob es die richtige war: Wenn man in den anschließenden Tagen und Wochen innerlich ruhig ist, war es die richtige. Ist man jedoch nach wie vor hin- und hergerissen und ertappt sich ständig bei Selbstzweifeln, dann war es in der Regel die falsche Entscheidung! Denn wenn wir in unserem Denken und Handeln die Zustimmung der Seele haben, werden wir stets ganz ruhig! Man kann selbst dann noch völlig ruhig und gelöst sein, wenn die ganze Welt gegen einen Stellung bezieht! Denn nichts gibt uns mehr Rückhalt als die Zustimmung unserer eigenen Seele! Wer mit ihr im Einklang ist, den kann nichts mehr erschüttern. Wir können dann auch viel mehr körperlich und psychisch aushalten, wenn wir wissen, dass wir unserem eigenen inneren Auftrag treu sind.

Diktaturen wie die des Dritten Reichs oder des sowjetischen Reichs Stalins hätten nie eine Chance gehabt, wenn jeder Mensch in Übereinstimmung mit seiner Seele lebte und handelte. Um immer der Seele treu zu bleiben, braucht es natürlich auch Mut: Mut gegen die eigene Weinerlichkeit, gegen Selbstmitleid und gegen unsere Feigheit und unseren Egoismus, den es eher in ein bequemes Leben zieht …

Noch eine letzte Übung will ich erwähnen, die man bei Entscheidungsfragen durchführen kann: Man denkt an zwei oder drei in Betracht kommende Möglichkeiten und spürt anschließend in sich hinein: Bei welcher Entscheidung wird mein Körper ruhig? Es ist dabei unerheblich, ob Emotionen wie Trauer oder etwas anderes »nach oben« steigen. Die Entscheidungsmöglichkeit, bei der mein Körper ruhig wird, ist die Wahl meiner Seele!
Jener Gedanke, der mich völlig unruhig macht, ist in der Regel der des Egos und nicht der der Seele! Auch hier ist es wichtig, innerlich zu prüfen, ob ich wahrhaftig mit mir umgehe oder ob ich versuche, mir selbst etwas vorzumachen.

AUSBLICK

Anfang der neunziger Jahre kam ich mit dem Familien-Stellen in Kontakt, lernte diese Methode und praktizierte sie anschließend auch. Nie hätte ich damals zu träumen gewagt, welche faszinierenden Einblicke über das menschliche Leben und die Seele sich dadurch auftun würden.

Die meisten Aufstellungen aus diesem Buch hätten seinerzeit nicht stattfinden können, weil es noch zu wenig Erfahrung mit der Methode gab. Jahr für Jahr bin ich wie viele Kollegen in dieses wundervolle Instrumentarium des Familien-Stellens hineingewachsen. Nach und nach wurden auch wir durch die Aufstellungen verändert und haben es gewagt, das Experimentelle dieser Methode unerschrocken und in ganzer Tiefe zu seinem Recht kommen zu lassen. Bei jeder Aufstellung handelt es sich um ein Experiment, und immer wieder ist für alle völlig unerwartet, was sich zeigt. Dennoch haben viele Therapeuten aus den Anfangsjahren nicht gewagt, über einen unsichtbar festgesteckten geistigen und methodischen Rahmen hinauszugehen.

Niemals hätte ich damals auch vermutet, dass ich später einmal die Seele als Person aufstellen würde. Wie gesagt, hat sich dies ohne Planung, ganz spontan von selbst ergeben.

Wenn man sich als Therapeut der inneren Kraft des systemischen Feldes während der Aufstellung in Demut hingibt, kommt man auf ganz neue Wege – man wird geführt. In weiteren ein bis zwei Jahrzehnten des Familien-Stellens werden sich weitere neue Türen öffnen, und neue Einsichten werden möglich werden. Ich bin mir ganz sicher: Es wird sehr spannend werden, wohin uns die seelischen Kräfte führen.

LITERATUR

Ariès, Philippe: *Geschichte des Todes*, München 1982

Bauer, Joachim: *Das Gedächtnis des Körpers – Wie Beziehungen und Lebensstile unsere Gene steuern*, München 2004

–, *Warum ich fühle, was du fühlst – Intuitive Kommunikation und das Geheimnis der Spiegelneurone*, München 2006

Brink, Otto: *Spielregeln der Partnerschaft*, Freiburg 2001

Chapman, Gary: *Die fünf Sprachen der Liebe – Wie Kommunikation in der Ehe gelingt*, Marburg 2003

Denzelbacher, Peter: *An der Schwelle zum Jenseits – Sterbevisionen im interkulturellen Vergleich*, Freiburg 1989

Dilts, Robert B., Todd Epstein und Robert W. Dilts: *Know-how für Träumer – Strategien der Kreativität*, Paderborn 1994

Dilts, Robert B., Tim Hallbom und Suzi Smith: *Identität, Glaubenssysteme und Gesundheit – Höhere Ebenen der NLP-Veränderungsarbeit*, Paderborn 1991

Frankl, Victor E.: *... trotzdem Ja zum Leben sagen – Ein Psychologe erlebt das Konzentrationslager*, München 1982

Franz, Marie-Louise von: *Traum und Tod: Was uns die Träume Sterbender sagen*, München 1990

Goodman, Felicitas: *Ecstasy, Ritual, and Alternate Reality: Religion in a Pluralistic World*, Bloomington 1988

Hellinger, Bert: *Finden, was wirkt – Therapeutische Briefe*, Heidelberg 1993

Hellinger, Bert, und Gabriele ten Hövel: *Anerkennen, was ist – Gespräche über Verstrickung und Lösung*, München 1996

–, *Ein langer Weg – Gespräche über Schicksal, Versöhnung und Glück*, München 2005

Holtz, Karl-Ulrich, und Siegfried Mrochen: *Neugierig aufs Großwerden – Praxis der Hypnotherapie mit Kindern und Jugendlichen*, Heidelberg 2002

Kampenhout, Daan van: *Die Heilung kommt von außerhalb – Schamanismus und Familien-Stellen*, Heidelberg 2001

Kutschera, Ilse: *Was ist nur los mit mir? – Krankheitssymptome und Familien-Stellen*, München 2002

Levine, Peter A.: *Das Erwachen des Tigers – Unsere Fähigkeit, traumatische Erfahrungen zu transformieren*, Frankfurt 1998

Levine, Peter A., und Maggie Kline: *Verwundete Kinderseelen heilen – Wie Kinder und Jugendliche traumatische Erlebnisse überwinden können*, München 2005

Lusseyran, Jacques: *Das wiedergefundene Licht – Die Lebensgeschichte eines Blinden im französischen Widerstand*, München 1989

Napier, Augustus: *Ich dachte, meine Ehe sei gut, bis meine Frau mir sagte, wie sie sich fühlt*, München 1990

Nelles, Wilfried: *Liebe, die löst – Einsichten aus dem Familien-Stellen*, Heidelberg 2002

–, *Wo die Liebe hinfällt – Gespräche über Paarbeziehungen und Familienbande*, Himberg 2002

Rogge, Jan-Uwe: *Kinder brauchen Grenzen*, Reinbek 2004

Ruppert, Franz: *Verwirrte Seelen – Der verborgene Sinn von Psychosen: Grundzüge einer systemischen Psychotraumatologie*, München 2002

Schäfer, Thomas (alle Bücher des Autors sind im Droemer Knaur Verlag, München, erschienen): *So wird Ihr Kind bärenstark – Ein therapeutisches Vorlesebuch*, 2009

–, *Wie aus Beruf Berufung wird – Erfolg und Glück aus Sicht des Familien-Stellens*, 2009

–, *Wenn Dornröschen nicht mehr aufwacht – Die Botschaft der Märchen in Familienaufstellungen*, 2008

–, *Wie der Tod dem Leben dient – Abschied und Sterben im Familien-Stellen*, 2008

–, *Wie aus Leiden wieder Liebe wird – Mann und Frau aus Sicht des Familien-Stellens*, 2007

–, *Was den Körper krank macht – Wege zur Gesundheit durch Systemische Aufstellungen*, 2006

–, *Wenn Liebe allein den Kindern nicht hilft – Heilende Wege in Bert Hellingers Psychotherapie*, 2002 und 2006

–, *Was die Seele krank macht und was sie heilt – Die psychotherapeutische Arbeit Bert Hellingers*, 1998 und 2000

Schützenberger, Anne A.: *The Ancestor Syndrome – Transgenerational Psychotherapy and the Hidden Links in the Family Tree*, London/New York 1998

Shazer, Steve de: *Wege der erfolgreichen Kurzzeittherapie*, München 1995

Sheldrake, Rupert: *Sieben Experimente, die die Welt verändern könnten*, München 1997

Weber, Gunthard (Hg.): *Praxis der Organisationsaufstellungen*, Heidelberg 2000

–, *Zweierlei Glück – Die systemische Psychotherapie Bert Hellingers*, Heidelberg 1993

Winterhoff, Michael: *Persönlichkeiten statt Tyrannen. Oder: Wie junge Menschen in Leben und Beruf ankommen*, München 2010

–, *Tyrannen müssen nicht sein. Warum Erziehung allein nicht ausreicht – Auswege*, München 2009

–, *Warum unsere Kinder Tyrannen werden. Oder: Die Abschaffung der Kindheit*, München 2008

Zeig, Jeffrey: *Die Weisheit des Unbewussten – Hypnotherapeutische Lektionen bei Milton H. Erickson*, Heidelberg 1995

Zurhorst, Eva-Maria: *Liebe dich selbst, und es ist egal, wenn du heiratest*, München 2004

ANMERKUNGEN

1. Marie Luise Kaschnitz: *Überallnie – Ausgewählte Gedichte 1928–1965*, Frankfurt 1984, S. 39.
2. Thomas Schäfer: *Was die Seele krank macht und was sie heilt – Die psychotherapeutische Arbeit Bert Hellingers*, München 1998 und 2000.
3. Ich verwende die großen, schweren Holzfiguren, die meine Kollegin Helga Mack-Hamprecht entwickelt hat (»Strukties«). Ebenfalls arbeite ich mit Papierscheiben.
4. Rupert Sheldrake: *Sieben Experimente, die die Welt verändern könnten*, München 1997, S. 93.
5. Die Aura ist ein Energiefeld, die Licht und Farben abstrahlende feinstoffliche Hülle des Menschen. Unter »Channeln« versteht man das Phänomen, im Trancezustand zum »Kanal« für »Durchsagen« von Toten und »Geistern« zu werden.
6. Aus Japan stammende Geistheilmethode.
7. Thomas Schäfer: *Wie der Tod dem Leben dient – Abschied und Sterben im Familien-Stellen*, München 2008.
8. Gary Chapman: *Die fünf Sprachen der Liebe – Wie Kommunikation in der Ehe gelingt*, Marburg 2003.
9. Hinweise und Übungen für ein erfülltes Sexualleben finden sich beispielsweise in meinem Buch *Wie aus Leiden wieder Liebe wird – Mann und Frau aus Sicht des Familien-Stellens*, München 2007.
10. In solchen Situationen hat es sich bewährt, die Reihe der männlichen Ahnen dazuzustellen. Oft kann der Mann dann doch

noch seinen Vater nehmen. In Erwins Aufstellung bot sich dies jedoch nicht an.

11. Entnommen aus Schäfer: *Wie aus Leiden wieder Liebe wird*, a. a. O., S. 25 ff.
12. Bearbeitet entnommen ebenda, S. 274 ff.
13. Bearbeitet entnommen ebenda, S. 118 ff.
14. Ebenda, S. 11.
15. Besonders in dem Buch *Wenn Liebe allein den Kindern nicht hilft – Heilende Wege in Bert Hellingers Psychotherapie*, München 2002 und 2006.
16. Michael Winterhoff: *Warum unsere Kinder Tyrannen werden. Oder: Die Abschaffung der Kindheit*, München 2008.
17. *Südkurier* vom 28. April 2010, S. 2: »Wenn der Azubi den Wecker nicht hört«.
18. Zitiert nach Michael Winterhoff: *Persönlichkeiten statt Tyrannen. Oder: Wie junge Menschen in Leben und Beruf ankommen*, München 2010, S. 33 und 88.
19. *Süddeutsche Zeitung* vom 18. Juni 2010, S. 19: »Unpünktlich und ohne Disziplin«.
20. *Süddeutsche Zeitung* vom 24. Juni 2010, S. 32: »Französische Revolution«.
21. Ebenda.
22. Schäfer: *Wenn Liebe allein den Kindern nicht hilft*, a. a. O., S. 125 ff.
23. Entnommen aus Thomas Schäfer: *Wie aus Beruf Berufung wird*, München 2009, S. 20 ff.
24. Bearbeitet entnommen ebenda, S. 101 ff.
25. Joachim Bauer: *Das Gedächtnis des Körpers – Wie Beziehungen und Lebensstile unsere Gene steuern*, München 2004, S. 234.
26. Thomas Schäfer: *Was den Körper krank macht – Wege zur Gesundheit durch Systemische Aufstellungen*, München 2006.
27. Ausführlich über dieses Thema habe ich in meinem Buch *Wie aus Leiden wieder Liebe wird*, a. a. O., geschrieben.

28. Schäfer: *Wie der Tod dem Leben dient*, a. a. O.

29. Daan van Kampenhout: *Die Heilung kommt von außerhalb – Schamanismus und Familien-Stellen*, Heidelberg 2001, S. 101 ff.

30. Ebenda, S. 112.

31. Bearbeitet entnommen aus Schäfer: *Wenn Liebe allein den Kindern nicht hilft*, a. a. O., S. 155 ff.